了不起的睡眠力

青春期科学睡眠指南

［美］丽莎·路易斯（Lisa L. Lewis）◎著

王美祺◎译　王广海◎审校

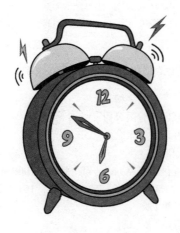

电子工业出版社·
Publishing House of Electronics Industry
北京·BEIJING

The Sleep-Deprived Teen: Why Our Teenagers Are So Tired, and How Parents and Schools Can Help Them Thrive

Copyright © 2022 by Lisa L. Lewis, MS.

Published by Mango Publishing, a division of Mango Publishing Group, Inc.

The simplified Chinese translation rights arranged through Rightol Media（本书中文简体版权经由锐拓传媒取得 Email: copyright@rightol.com）

版权贸易合同登记号　图字：01-2023-0499

图书在版编目（CIP）数据

了不起的睡眠力：青春期科学睡眠指南/（美）丽莎•路易斯（Lisa L. Lewis）著；王美祺译. —北京：电子工业出版社，2023.6

书名原文：The Sleep-Deprived Teen: Why Our Teenagers Are So Tired, and How Parents and Schools Can Help Them Thrive

ISBN 978-7-121-45791-3

Ⅰ. ①了… Ⅱ.①丽… ②王… Ⅲ. ①青少年－睡眠－基本知识 Ⅳ. ①R161.5

中国国家版本馆CIP数据核字（2023）第108300号

责任编辑：李黎明　　　文字编辑：王　璐
印　　刷：三河市君旺印务有限公司
装　　订：三河市君旺印务有限公司
出版发行：电子工业出版社
　　　　　北京市海淀区万寿路173信箱　邮编：100036
开　　本：880×1230　1/32　印张：7.25　字数：163千字
版　　次：2023年6月第1版
印　　次：2023年6月第1次印刷
定　　价：59.80元

凡所购买电子工业出版社图书有缺损问题，请向购买书店调换。若书店售缺，请与本社发行部联系，联系及邮购电话：（010）88254888，88258888。

质量投诉请发邮件至zlts@phei.com.cn，盗版侵权举报请发邮件至dbqq@phei.com.cn。

本书咨询联系方式：010-88254417，lilm@phei.com.cn。

"这本书出版得非常及时，丽莎·路易斯强调了睡眠对青少年的健康、幸福和复原力具有重要意义，并提供了具体可行的办法，以改善青少年的睡眠。本书扎根科学、见解深刻、发人深思，它呼吁世界各地的父母采取行动，帮助他们的孩子茁壮成长。"

——阿里安娜·赫芬顿（Arianna Huffington），

全球著名媒体人、《赫芬顿邮报》创始人

"丽莎·路易斯在这本引人入胜、深度调研的书中，展示了睡眠对青少年保持身体健康、养成乐观积极的心态、建立良好的社会关系有多么重要。她巧妙地回顾了科学依据，并随之提出实用的建议，使这些科学见解落地。对于世界各地的父母和教育工作者而言，这是一本迫切需要而及时的读物。"

——丹尼尔·平克（Daniel H. Pink），《纽约时报》畅销书

《时机管理》《驱动力》和《后悔的力量》的作者

"这本书给世界各地的家长、立法者、学校的管理者、教

练和青少年敲响了警钟。要说服青少年，让他们相信自己需要更多的睡眠，几乎是不可能的。但是这本书中涵盖大量具有说服力的事实依据，即便是最缺觉的青少年也能注意到。千万别让你家志向高远的 NBA 球员错过那个谈到睡眠是竞争优势的章节！这是一本简明易懂的书，对青少年的健康与发展有深刻影响。"

——米歇尔·伊卡德（Michelle Icard），

《青春期关键对话》的作者

"这是一本关注青少年的人必读的书籍。这本书清晰明了地指出青春期孩子的睡眠习惯是如何变化的，解释了为什么优质睡眠对青少年的身体健康和幸福感至关重要。"

——瓦妮莎·克罗尔·班纳特（Vanessa Kroll Bennett），

青春期播客（The Puberty Podcast）联合创始人

"这本书以对话方式循序渐进地回顾了青少年睡眠挑战背后的科学原理，并且提供了通过社区和学校的宣传使青少年更健康、睡得更好的路线图。今天的青少年是未来的领导者，向他们投资吧，从让他们睡个好觉开始！"

——梅达·林恩·陈（Maida Lynn Chen），医学博士、

西雅图儿童医院睡眠中心主任、华盛顿大学医学院儿科教授

"本书参考了很多杰出的研究和报告，应该能说服每一位家长和青少年教育者重视健康睡眠。丽莎·路易斯给出了关于

睡眠剥夺的最新研究，使读者认识到在学校上课时间、体育锻炼、媒体使用、咖啡因摄入等方面作出实际改变的必要性，所有这些都是为了促进青少年身体健康，提高学习投入程度。现在就和你的孩子一起阅读吧！"

——丹尼斯·波普（Denise Pope），博士、"挑战成功"组织
联合创始人、斯坦福大学教育研究生院高级讲师

"我们通常认为，天不亮就让困倦的青少年起床上学，往好的方向说是笑话，往坏的方向说是烦恼，但是这本书写明了为什么这种做法会损害孩子、家庭和整个社区的健康与幸福。无论你是和青少年一起生活、工作，还是认识青少年，这本引人入胜、富有启发性的书都能让你意识到这个问题，并向你展示社会作为一个整体应该如何解决这个问题。"

——泰拉·兹博瑞恩·斯奈德（Terra Ziporyn Snider），
博士、"晚上学"组织执行董事和联合创始人

有时候，一个人就能够带来翻天覆地的变化。丽莎·路易斯就是这样的一个人，在她的帮助下，数百万孩子的睡眠健康状况得以改善。

二十多年来，我心里始终明白，社会正在成体系地剥夺青少年的睡眠，学校体系也是重要因素之一。推迟学校的上课时间有益于学生的健康，我能列出很多提及这一点的文献资料。我在职业生涯中曾反复谈到这个问题。即便在一些学校讲过这件事，我却开始怀疑，我们是否能够作出改变。尽管听众总是对这一信息颇有兴趣，但他们总会出于礼貌地表示，自己无力作出任何改变，或者说推迟上课时间的做法在他们当地不适用。

在我定居的加利福尼亚州，州参议员安东尼·波坦蒂诺（Anthony Portantino）提出一项法案，要求推迟上课时间，增加青少年的睡眠时长。可想而知，当我得知此事时，感到何等意外。更令我意想不到的是，这项法案是他读完丽莎·路易斯写的一篇名为《为什么学校应该推迟上课时间》的评论后提出的，该评论于2016年9月发表于《洛杉矶时报》。文中提到睡眠缺乏或为自杀的诱因，这一点引发了波坦蒂诺的共鸣，他的一位近亲就死于自杀。

该项呼吁加利福尼亚州公立初高中制定更加有益健康的上课时间的法案，迅速遭到萨克拉门托政府的否决。然而，火花已经被点燃。波坦蒂诺参议员誓要通过立法程序重新提出该法案。这一次，该法案在立法机关获得通过，却被州长否决。波坦蒂诺没有气馁，随着支持者和相关科学数据日渐增多，他第三次提出了这项法案。

在此过程中，我们团结一致，共同奋斗。包括乔伊·维克（Joy Wake）和其他在萨克拉门托的人在内的一小群有奉献精神的志愿者们，定期呼吁立法者了解经过同行评议的研究及其他新信息。2019年，我们的付出有了回报，加利福尼亚州成为美国首个通过保护青少年睡眠健康法律的州。

该法案从未获得筹款支持，加利福尼亚州最有权势的说客都表示反对。的确，许多政治家认为这项法案无法通过。但是科学胜出了。

在过去多年的实际工作中，我见过无数青少年的健康和幸福感因睡眠问题而受损。本书问世后，家长们有了一本简明易懂的指南，来了解睡眠健康对青少年的重要意义及深远影响。

——拉斐尔·佩拉约（Rafael Pelayo）

医学博士、美国睡眠医学学会成员、

斯坦福大学医学院睡眠医学临床教授

你的孩子休息好了吗?

如果你正在阅读本书,那么答案可能是否定的。

睡眠问题让父母和孩子都有压力。作为一名青少年的家长,我深知这个问题无法用一句"上床睡觉!"轻易解决。

我想让你明白,并非只有你遇到了这样的问题——很不幸,睡眠不足的情况已成常态。

★ ★ ★

2007年,美国疾病控制与预防中心首次将青少年睡眠纳入《全国青少年危险行为调查》之中,当时仅有31%的高中生表示,自己上学时每晚至少有8小时睡眠。到2019年,这一数据降至22%。

事实上,8小时睡眠是青少年的需求底线,美国国家睡眠基金会建议,14 ~ 17岁的青少年每晚应睡够8 ~ 10小时。(18岁人群的建议睡眠时长为7 ~ 9小时,等同于成年人。)

青少年很清楚,自己的睡眠远远不够。2020年,杰西卡·莱西(Jessica Lahey)的书《预防成瘾》(*The Addiction Inoculation*)出版,该书介绍了如何预防青少年滥用药物。她在书中讲道,"当我告诉青少年,他们应当获得多少睡眠时,台下哄堂大笑。听众席上的初高中生，笑得前仰后合。这清楚地传递了一个信息：青少年的睡眠远远不够。"

青少年睡眠缺失的情况堪忧，原因众多。莱西在她的书中提到，青少年睡眠缺失对药物使用影响重大，但这只是原因之一。

青少年的睡眠被剥夺后，作出危险行为的可能性提高，更容易出现焦虑、抑郁或自杀倾向。他们在学校的成绩会受到影响，缺勤、迟到也更加频繁。困倦的运动员受伤风险更高，昏昏欲睡的青年驾驶员①驾车时更容易出现事故。

青少年的睡眠节律变化是一个原因。但同时也有社会层面的因素：青少年负担重、时间紧，由于学校上课时间早，他们的起床时间常常比这个年纪应该起床的时间早得多。青少年因睡眠不足而受到长远影响的现象，也不足为奇。

他们拖着疲惫的身躯度日，每天起得太早，睡得太晚。随着闹钟响起，又一个黎明到来，周而复始。

★ ★ ★

2015年秋天，我儿子开始读高中，他的睡眠问题敲响了我心中的警钟。为了在早晨7点30分之前抵达教室，他每天起床都要做一番斗争，下午回家时已经筋疲力尽。我不禁要问，他们学校为什么这么早上课？当地初中的上课时间是早晨8点45分，时间差令孩子更难从初中向高中过渡。

我住在南加利福尼亚州"内陆帝国区"的一个面积不大的

---

① 译者注：本书中的"青年驾驶员"指美国16周岁以上取得机动车驾驶证的青年。美国报名参加机动车驾驶证考试的人员年龄要求为16周岁以上；而中国申领机动车驾驶证的起始年龄为18周岁以上。

社区里，很多居民都是这里土生土长的人，上的是同一所高中。他们上学一直这么早，与我交谈过的人都不记得学校有上课晚的时候。有人认为，这么早上学大概是因为从前这里的孩子坐校车上学，可高中的校车服务早已停止。

这根本说不通。

当我询问年龄较大的孩子的父母时，他们总是耸耸肩，说："谢天谢地，那段日子已经结束。"但显然，有的孩子正深受其害。

与此同时，孩子们日复一日地努力保持清醒，准时到校。每天早晨，学校对面的咖啡店一开门，我就看到他们在排队。通过和其他家长聊天，我发现他们的孩子迟到次数增加，有的孩子默默作出其他选择，比如选择上网课，以避免到校上第一节课。

我很快意识到，我所面对的问题不仅限于这一所学校、一个社区。2015年8月，也就是我儿子刚开始读高中的时候，美国疾病控制与预防中心公布了全国学校上课时间调查结果。调查显示，美国超过四分之三的初高中上课时间早于建议的8点30分。

在搜索信息的过程中，我接触到了全国各地的父母，找到了几十年前的研究发现。与几十位研究人员、教育工作者及社区工作者交谈、见面之后，我感到问题十分严重。美国儿科学会经过多年的细致研究，于2014年提出了具有里程碑意义的建议——过早上课与青少年睡眠不足及随之而来的风险存在关联，初高中的上课时间不应早于上午8点30分。2015年，美国疾病控制与预防中心公布全国学校上课时间调查结果时，对儿科学会提出的建议表示认同。不久之后，美国医学会和美国心理学会也表示支持。

早在20世纪90年代晚期，美国的学校就调整过上课时间。一家研究机构的文件记载了当时取得的成功：推迟上课时间后，学生获得了更多的睡眠，表现更优异，甚至毕业率都有所提升。可是，即便有官方的健康建议和证据支持，像我这样的父母提出这个问题时，仍然求助无门。

尽管证据比比皆是，无数社区还是同我所在之处一样，不愿改变既有的时间安排。

作为一名聚焦育儿、教育和公共卫生的记者，我知道自己找到了新的研究课题。

2016年9月，《洛杉矶时报》刊登了一篇我写的专栏文章，这篇文章主要谈的是学校为什么应该推迟早晨的上课时间。文章反响之大，使得该报在第二周周末继续发文讨论。不仅如此，文章还引起了加利福尼亚州参议员安东尼·波坦蒂诺的关注。他本人也有一个正在上高中的孩子。2017年年初，他就提出过一项法案，要求加利福尼亚州的初高中设置有益健康的上课时间。我很快便加入到促进立法的征途中。经过多年的努力，美国首个相关法律终于诞生。（要获取更多信息，请见第十五章。）

作为一名有记者背景的新晋倡议者，我在两个身份之间来回切换，追溯第一所推迟上课时间的高中，寻找更早期的故事，以及关于青少年睡眠的首份研究。所有信息最终都指向了一个极不寻常的训练营——斯坦福睡眠夏令营。

★ ★ ★

我的知识越丰富，就越能帮助我的孩子改变睡眠习惯（与此同时，我自己的睡眠状况也在改善）。

这本书高度凝练，其内容源自我对五十多名研究人员和其他专家学者的采访，以及将近两百份研究、报告、书籍和其他材料。

全书主要分为三个部分：

第一部分是背景介绍，内容涉及睡眠及睡眠对青春期与日俱增的重要意义。

你将读到斯坦福睡眠夏令营背后的故事，了解其关键进展，找到学校上课时间早的原因。

第二部分深入探究睡眠对青少年生活的方方面面产生的重大影响，包括心理健康、危险行为、在校表现、体育运动、驾驶等。这部分还介绍了影响睡眠差异的因素。

第三部分主要提出改进策略和切实可行的建议，以促进青少年睡眠。你将在这部分找到可在家落实的建议，获取推动学校改变上课时间的资源和启发性内容。此外，内部人士将在这部分解读加利福尼亚州是如何以立法手段推迟学校上课时间的。这个部分还用一整章的篇幅来探讨电子设备的使用与睡眠的关系。

我写这本书时正值新冠疫情暴发之际，世界各地人们的生活都处于一片混乱之中，学校手忙脚乱地被迫转成线上教学。虽然有诸多困扰，但是很多青少年却看到了一线希望：有机会多睡会儿了。上学途中耗费的时间可以节省下来；而且，由于第一堂课的上课时间经常会往后推迟，孩子们还可以把闹钟的时间定得更晚一些。

显然，学校完全可以作出改变，迅速采取行动。随着现实状况的变化，青少年比以往任何时候都更加需要平复情绪的能力，而这种能力正是睡眠能提供的。

恢复到校上课以后，一些学校仍然延续着晚上课的做法，给学生提供他们一直以来所需的睡眠友好型的时间表。目前，加利福尼亚州的新法律开始实行，超过三百万青少年儿童开始按照新时间表上课。自2022年7月1日起，加利福尼亚州公立高中的上课时间不得早于8点30分，初中不得早于8点（详见第十五章）。

青少年也不是不能熬夜——必要时，他们可以像所有人一样熬夜。但是如前文所说，睡眠不足会带来严重的不良影响（后文也会更加详细地展开说明）。

从另一个角度讲，获得充分休息的青少年，心情更好，身体更健康，在学校的表现更出色，情绪的恢复能力也更强，更容易相处！

不缺觉的时候，每个人的状态都更好。

拉斐尔·佩拉约博士是斯坦福大学医学院临床教授，专治睡眠障碍。他在最近的一次TED演讲中说道："睡眠是我们拥有的最强大、最自然的一种自我照护形式。"

希望这本书能为你提供一些信息和工具，帮助你的孩子获得更多和更优质的睡眠。你也许会发现，这本书还能激励你重新审视自己的睡眠习惯。

愿本书能够指引人们开启新的睡眠之旅。

目 录

第二部分　为什么睡眠很重要

第七章

第八章

第十四章

第十五章

扫码查看本书参考资料

第一部分

青少年睡眠的故事

引言　斯坦福睡眠夏令营

斯坦福睡眠夏令营举办时，拉古尼塔湖（Lake Lagunita）尚未干涸。拉古尼塔湖——确切地说是蓄水池——由利兰·斯坦福（Leland Stanford）于19世纪70年代建立，用于灌溉作物。天气暖和时，人们常常来此戏水、晒日光浴。拉古尼塔湖就在夏令营宿舍的后面，但是来参加夏令营的孩子不能下水，因为他们身上戴着电极。

乔·奥利维拉（Joe Oliveira）是夏令营的早期成员，据他回忆，刚进夏令营时，他的头发上就贴了四个电极，眼睛旁边贴了两个，脸颊上还贴着更多，这些电极自始至终都不能被拿下来。他告诉我："电极上接着细长的电线，样子像手机的充电线。"白天，电线通常会在他的脑后被紧紧地扎成一捆。

夏令营成员梳着电线扎成的"马尾辫"，很是出名。他们在校园里走动时，总能引来人们好奇的目光。任何人看到他们，都会注意到另一个不同寻常之处：他们就像被上了发条一样，每隔2小时，便要集体返回宿舍进行"小睡测试"。

在一片漆黑的宿舍里，所有营员——包括儿童和青少年在内——要安静地躺20分钟，并尝试入睡。他们身上的电线插在床头边的盒子上，再通过电缆与隔壁控制室的多导睡眠仪相连。他们的脑电波、眼动和颏肌运动，都会经电极由此路径传输。技术人员在控制室全程监测。在控制室里，睡眠仪记录的数据以纸质版的形式不断输出，上面锯齿状的图案反映着营员们的数据。

测试结束后，营员们起身，电线被拔掉。助教负责记录营员们的生命体征，并把他们身上的电线插入第二个离宿舍桌子更近的盒子里，组织他们进行一系列简短的测试，包括记忆力测试、注意力测试和其他与警觉性、认知功能相关的测试，以便评估这些指标与睡意产生的关系。汤姆·哈维（Tom Harvey）曾经在夏令营做过几年助教，他记得："有数学测试和记忆力测试，还有'你能忍受无聊吗'这样的测试。"

奥利维拉对这些测试的印象则更为生动。在一个典型的记忆力测试中，受试者需要听一段故事，比如一段关于大猩猩的故事，其中"大猩猩"和"因为"是两个关键词。他解释说："如果你听到'大猩猩'就按左边的开关，听到'因为'就按右边的开关，他们希望你一听到这些词语就按，按得越快越好。"之后，助教将营员身上的电线从机器上拔掉，重新绑成"马尾辫"，直到下次小睡再解开。

奥利维拉当然不是单纯来参加夏令营的。即便设计者努力将这个睡眠活动打造成夏令营的样子，斯坦福睡眠夏令营也不是真正意义上的夏令营。实际上，营员们是一项青少年长期研究的付费试验对象。每位营员都配有一位助教,(几乎所有的)助教都是斯坦福大学的本科生,由玛丽·卡斯卡登(Mary Carskadon)统一指导。玛丽·卡斯卡登当时正在攻读斯坦福大学的神经和生物行为学博士学位。

在斯坦福睡眠夏令营举办的十年里,卡斯卡登的研究发现深刻地改变了人们对于青少年睡眠的认识。

★ ★ ★

卡斯卡登到斯坦福大学前,曾同威廉·迪蒙特(William Dement)共事了几年。威廉·迪蒙特于1970年创办了美国的第一家睡眠障碍诊所。(迪蒙特博士对睡眠科学的影响可以追溯到他在20世纪50年代读硕士期间,下一章会详细介绍。)

1975年,卡斯卡登和迪蒙特有了突破:回顾几次睡眠试验的结果,他们意识到,受试者进入睡眠的时间和思睡程度直接相关。也就是说,通过记录试验对象进入睡眠的时间,可以衡量他们进入睡眠的难易程度。

迪蒙特在1999年出版的《睡眠的承诺》(*The Promise of Sleep*)一书中谈道:"这看似不是什么惊人的发现,但形成并发展量化思睡程度的客观方法,或许是睡眠科学领域重大的进步之一。"

基于这样的认识,他们创设了多次睡眠潜伏时间试验(Multiple Sleep Latency Test,MSLT),用于测量入睡所需的时间,即睡眠潜伏期。他们认为这项试验应每2小时重复一次。为了最大程度地降低无聊感(想必是为了留住营员),他们决定将受试者需要躺在床上的时间限制在20分钟。

人们普遍认为，孩子长大后，需要的睡眠会变少。

该诊所获得一笔研究儿童和青少年睡眠的拨款后，便有机会更广泛地应用新设计的多次睡眠潜伏时间试验。他们的目标是：基于"孩子长大后所需睡眠变少"的普遍假设，确定青春期孩子的睡眠变化情况。"这点不证自明：人的年纪越大，需要的睡眠越少。"后来，卡斯卡登在回顾办睡眠夏令营前他们旧有的思维模式时这样写道。

此前，睡眠研究仅限于夜间，人们对于日间思睡产生的影响关注甚微。卡斯卡登告诉我："我们明白，要想对青少年的夜间睡眠和日间睡眠形成充分认识，就只能在暑假对孩子们开展研究。"

然而，迪蒙特在校内的实验室太小，无法实现他们预想的研究规模。他们需要另寻新址，以便更好地开展 2 小时一次的评估。他们选定了湖边的兰达努宿舍，准备开始试验。

金姆·哈维（Kim Harvey）是卡斯卡登在睡眠夏令营的主要助理之一，也是汤姆·哈维的姐姐。她记得，他们曾前往当地的一所小学，向五年级学生介绍这项研究，并鼓励他们报名参加。那所学校现在已经不再办学。很多受试者都认识这些研究人员，比如奥利维拉就是迪蒙特儿子的好友，他小时候曾在迪蒙特家中度过无数时光。

我同奥利维拉交谈时，他讲起早年间的一次大胆尝试。迪蒙特想知道，孩子们是否能够整宿不睡觉，从而为将来研究睡眠剥夺对睡眠潜伏期的影响做准备。"受试者必须是十岁的孩子。而且，（迪蒙特说）'周末我想做件好玩的事。我们会一直待

在家里……但不睡觉。你们觉得自己能做到吗？'我们的回答当然是：'绝对没问题！'

我们尽可能熬着不睡，成功地撑到了太阳升起……然后他开始不停地叫醒我们，特别烦人。"

★ ★ ★

每年夏天，在营员们抵达之前，卡斯卡登和她的本科生助教要先利用原本僻静的环境和空房间的走廊，将兰达努宿舍改造成他们的田野实验室。"这可是相当大的工程。"卡斯卡登回忆道。

迪蒙特的本科生助教团队，开着她的皮卡满校园找他们需要的设备。睡眠障碍诊所全年都需要多导睡眠仪，但这种仪器很不容易找到。动物实验室有一台夏天不用的睡眠仪，学校的其他实验室里还藏着几台。助教们把这几台睡眠仪堆在皮卡上运回兰达努，然后帮忙搬进宿舍楼。这些不锈钢的机器，大而笨重——每台几乎都跟冰箱一样高。睡眠仪的连续打印纸装了许多箱——足够装满一个步入式衣帽间。

睡眠仪被安装在控制室里，而宿舍楼同侧的其他房间也已收拾妥当，准备迎接营员们的到来。首先，所有的窗户都必须完全遮住，不能漏进一点光，以防影响日间的数次小睡活动。这在当时是非常麻烦的：每扇窗户都必须仔细地用硬纸板覆盖住，然后用胶带将硬纸板粘在窗框上。（几年后，助教们便用接触印相纸代替硬纸板。）接着，要把所有的检测设备用电缆连接起来。弯弯曲曲的电缆，从床边和桌边的控制台延伸至门外，再进入旁边的控制室。

还有另一个挑战：连好床边的控制台后，营员被有效地拴在了床上。当时，没有视频监控器、对讲机或其他符合现代标准的监控设备，只有卡斯卡登的一名技术人员设计并制作的一个呼叫系统。"如果营员半夜需要起床去卫生间或做其他事情，可以按呼叫按钮。睡眠仪所在房间的提示灯会亮起，并响起微弱的提示音。"卡斯卡登解释道。工作人员会走过去，看营员需要什么帮助。"这种做法很老派，"她说，"但是对我们来说很有效。"

有了这样的装置，宿舍楼变成了睡眠实验室。1976年夏天，第一批营员抵达这里。

营地生活及进展

卡斯卡登从一开始就明白，要顺利开展研究，必须与兴趣活动相结合，才能让奥利维拉这样的营员乐在其中，更重要的是，这样一来他们才会每年回来参加夏令营。这些兴趣活动包括在湖边举办的排球比赛，以及午后散步至斯坦福大学学生会活动中心现已停用的保龄球馆。

营员们在太阳下活动会出汗，工作人员需要定期检查，以防他们身上的电极松动——一旦电极松动，就必须用酒精将皮肤擦拭干净，再重新安装好传感器。

游泳当然是不可能的。虽然年纪小的营员不洗澡也很高兴，但是有的青少年却非常想洗澡。如果他们愿意用下午打保龄球的时间冲个澡，他们的助教就必须先摘下电极，等他们洗完澡再装上。汤姆·哈维说："所有事情都要协调好，不能随心所欲。"

到了晚上，营员们还可以看电影。最开始的几年，他们从斯坦福大学档案馆借来成卷的电影胶片。后来，一种全新的装置流行起来——录像机。汤姆·哈维告诉我："玛丽·卡斯卡登的录像机是我见过的第一台录像机。"

事实上，关键就在于让营员们感到这是一段非常有趣的经历。汤姆·哈维回忆说，卡斯卡登始终关注着那些看起来害羞或不开心的孩子，她可能会请助教对某个营员给予更多的关注。如果孩子们精神不振，她也许会请两名助教举办一场吃果冻大赛，以此作为午餐时间的娱乐活动。频繁的小睡和测试占据了一天当中很长的时间，卡斯卡登的目标是尽可能让孩子们在余下的零碎时间里感到快乐。

白天，在规定好的小睡间隙，助教们还要记得组织营员们填写调查问卷，评估他们的疲惫程度。"少填问卷会使数据留下疏漏，"汤姆·哈维说，"你不能过后再说，'我们之前忘记填写了。'要是忘记填调查问卷，玛丽就得完成大量额外的数据分析工作。"

每天早晨，卡斯卡登都会定时派助教拿好纸质材料，进入孩子们的房间，叫他们起床，并记录他们的体温和脉搏。孩子们快速完成一系列测试，填好调查问卷，然后去吃早饭，早饭后再返回房间进行上午的小睡。等重新连好床头边的监测仪器，技术人员会在控制室里，用接下来的20分钟观察孩子们的脑电图。如果孩子们睡着了，助教们会赶紧叫醒他们。如果没睡着，他们就要在黑漆漆的房间里躺着，等到20分钟过去，助教们才会来摘掉连着他们和床头监测仪器的电线。

"你必须像猫头鹰一样盯着他们，"金姆·哈维说，"你不希望孩子们睡着，因为这会影响数据。"技术人员借助多次睡眠潜伏时间试验，量化孩子们入睡所用的时间（前提是他们确实睡着了）。但在晚上上床睡觉前，工作人员是不会允许孩子们真正睡着的。哪怕他们只睡了一小会儿，都会影响他们的思睡程度和下次小睡的入睡时长（休息或者安静环境下的清醒状态，被认为不会对实际睡眠产生影响）。

而工作人员面临着睡眠剥夺的问题。孩子们夜里睡觉时，值班的技术人员也要对他们进行监控。金姆·哈维指出："总有人要为了开展睡眠研究而缺觉。"

也许，最缺觉的人就是卡斯卡登自己。每天早晨叫孩子们起床之前，她就要先起来，每晚她都要熬夜分析多导睡眠仪的记录，并标注好各个睡眠标记发生的位置。傍晚时分，孩子们去打保龄球时，她才能小睡片刻。

那时候，人们都是手动给记录打分。"机器会在多导图上用小波浪线记录你的脑电波、肌肉运动和眼球运动，"金姆·哈维告诉我，"之后你就能给记录评分，比如：'这是快速眼动睡眠''这是非快速眼动睡眠''这是清醒的状态'，诸如此类。"

在这十年里，卡斯卡登的生活循环往复。每年夏天，夏令营结束之后，她把成箱的记录运回实验室，继续给所有的数据评分——这一过程要持续到秋季。卡斯卡登说："我会花大量时间对睡眠记录进行评分。"冬天，卡斯卡登就要开始为次年的夏令营做准备。她当时是迪蒙特"睡眠与梦"课程的助教，她需要确定哪些学生能够获聘并参加夏令营技术培训，从而成为助教。等到春天，她会开一门课，教这些学生担任助教的必备技能，包括如何妥当地连接电极和监测多导睡眠仪。在春季接近尾声时，一旦住在兰达努宿舍的人收拾好东西搬走，卡斯卡登和她的助教们就会过去对宿舍进行改造，把它打造成斯坦福睡眠夏令营。

★ ★ ★

为了检验"孩子长大后所需睡眠变少"的假设是否成立，卡斯卡登需要同一拨孩子年复一年地回来参加夏令营。这意味着要提前给所有营员打电话，确保他们按计划继续参与，还要确认是否有人能够开车接送他们，必要时她甚至亲自去接。汤姆·哈维告诉我，她的目标就是确保"没有孩子有任何理由不来"。

助教还需要提醒营员，在夏令营开始前的一周坚持规律作息，抵达时才能精神饱满。和在夏令营期间一样，孩子们每晚要睡10小时，晚上10点上床睡觉，早晨8点起床。

当时，大部分睡眠研究的受试者都保持着自己平时的作息规律，而非每晚按照固定的最优睡眠时间休息。卡斯卡登开拓先河，除了夜间睡眠，她还将日间睡眠纳入研究，评估夜间睡眠对日间警觉性及行为的影响。

大孩子需要的睡眠时间并不少：他们需要和之前一样

长甚至更长的睡眠时间。

要追踪孩子们成长过程中的睡眠变化，就要评估每个孩子的身体发育情况，看他们处于青春期的哪个阶段。每年夏天办理入营手续时，孩子们都会进行简单的体检。斯坦福大学青少年医学项目的工作人员使用被广泛接受的谭纳标准（常用于每年的青少年儿童体检）来对孩子们进行评估。尚未展现出青春期发育特征的孩子，仍未到青春期，归于第一阶段；完全展现出青春期发育特征的孩子，归于第五阶段。

卡斯卡登发现，随着孩子们日渐成熟，他们所需的睡眠并未减少，而是需要和之前一样长甚至更长的睡眠时间。这与她之前的预期截然相反。整体来看，所有孩子晚上都睡了约9小时15分钟。

尚未展现出青春期特征的孩子，也就是那些处于青春期初期的孩子，有时候会在助教8点叫他们起床之前就醒了。他们很少能在频繁的小睡中真正睡着，即便睡着，也需要将近10分钟入睡。

而那些处于青春期中晚期的孩子，表现则有所不同。他们中的很多人，早上8点都必须靠别人叫醒。在小睡时，这些人更容易睡着，入睡速度更快——有时甚至不到1分钟就睡着了。而在此之前，他们晚上已经睡了10小时！

青少年所需的睡眠时间似乎比实际睡眠时间更多。

卡斯卡登和迪蒙特那时还不清楚，为什么身体发育更成熟的青少年比小一些的孩子需要更多睡眠，但即便在当时，有一点也很明确，那就是青少年需要的睡眠时间比他们已有的睡眠时间更多。

另一个同样有趣但原因不完全明了的现象是，发育成熟的青少年在晚上似乎精力更充沛，在晚间小睡期间更警醒（也更不容易入睡）。迪蒙特后来写道："我和玛丽谨慎地将研究结果归因于某种昼夜节律的作用，但是我们并不了解其真正的原因。"

结营后的研究

斯坦福兰达努宿舍就是现在的"杰瑞之家"——在学生们的努力下，这里为纪念感恩而死乐队的杰瑞·加西亚（Jerry Garcia）而改名。宿舍楼的后方是一间大休息室，休息室的落地窗有两层楼高，从那里望出去，能看到干涸湖床上枯黄的草地和草地后面一片土生土长的橡树林。

大部分从休息室门口经过的本科生都不会注意到，那里有一块玻璃和木头制成的纪念牌，上面写着："斯坦福大学睡眠夏令营，1976—1985年。愿这栋房子中的所有人，都能睡得酣畅，好梦常伴。"

2012年，卡斯卡登飞回来参加聚会活动，这块纪念牌就是在那次活动中揭晓的。卡斯卡登目前在布朗大学，担任布拉德利医院（从属于布朗大学医学院）时间生物学和睡眠研究主任。同时，她也是睡眠科学研究实验室主任。她在该实验室创建了新一代睡眠夏令营，继续开展关于青少年睡眠的开创性研究。

在其中一项研究中，为了检验她和迪蒙特早前关于昼夜节律变化的推测，卡斯卡登对数百名小学六年级学生做了问卷调查。有一组问题是研究人员用来评估学生身体发育情况，还有一组问题用来反映学生认为自己在早晨还是晚上最为清醒。研究结果令人震惊：处于青春期初期的女生倾向于早睡早起，而处于青春期其他阶段的女生则表示，她们晚睡晚起的可能性更大。男生的变化相对较小，因为他们的身体发育晚于女生。

后来卡斯卡登在布朗大学开展的大量实验研究，更直接地验证了这一点。通过定期采集唾液样本分析褪黑素（一种促进睡眠的激素）水平，她能够证明青少年在青春期的确有所变化：和年纪更小的孩子相比，他们的褪黑素水平在夜里上升得更晚，在早晨也下降得更晚。

正如卡斯卡登发现的那样，青少年体内生物钟的改变，解释了他们为什么到夜里很晚才能睡着，又为什么经常想睡懒觉。

在斯坦福大学办睡眠夏令营的十年里，卡斯卡登还研究了嗜睡症和睡眠呼吸暂停综合征等睡眠障碍，分析了老年人睡眠规律的变化情况。在布朗大学，她继续对儿童和成年人开展睡眠相关的研究，包括多动症与睡眠的关系、酒精对睡眠的影响等。

但所有这些知识都是后来才总结出来的。金姆·哈维回忆在斯坦福睡眠夏令营的工作经历时告诉我："当时，我们几乎对睡眠一无所知。"

第一章　睡眠与青少年的大脑：为什么青春期的睡眠如此重要

　　我儿子蹒跚学步时，每天早晨的开启方式都一样。"进来！"早晨6点30分，他大声喊叫，让我和我丈夫把他抱出婴儿床。那时已经比之前强多了——婴儿时期，我儿子每晚都要醒来数次，睡眠时断时续。不过那些睡眠被剥夺的日子已然过去，我松了口气，以为不用再面对他的睡眠问题。

　　转眼间他长到了十几岁。那个曾经习惯开开心心早起的孩子，忽然变得情绪化，早晨很难被叫醒。2015年8月，他开始上高一，生物钟变得和日常生活节奏格格不入，显然，他进入了一个新的阶段。每天早晨，我赶着7点30分的上课时间开车送他去学校，可他看起来并没有睡醒，更没有准备好学习。

　　当然，早起困难的不止他一人。他只是到了青春期，睡眠需求和其他方面一样发生着改变。实际上，不仅是他的睡眠时间发生了变化，睡眠对他的重要性也在增强，比婴儿时期之后的任何阶段都更重要。

这一章将讲到睡眠对青少年发展的重要意义。

但在开始之前，我们先来回顾一下有关睡眠的基本知识，包括人为什么要睡觉。

睡眠是什么，又不是什么

人的一生中有整整三分之一的时间都在睡觉，可我们却对睡眠知之甚少，直到近代才有所改变。

大约两百年前，苏格兰医生罗伯特·麦克尼什（Robert Macnish）将睡眠定义为一种介于清醒和死亡之间的状态。

普遍观点认为，人在睡觉时大脑基本处于休眠状态，这让睡眠研究看似枯燥无味。"没有人费力研究睡眠，因为睡眠的定义是'它不是什么'，"伊丽莎白·科尔伯特（Elizabeth Kolbert）在《纽约客》杂志中写道，"睡眠是一种不清醒的状态，但同时又不是昏迷或死亡。"

这种思维定式持续到约一个世纪以前，当时纳撒尼尔·克莱特曼（Nathaniel Kleitman）在芝加哥大学创办了世界上第一个永久睡眠实验室。他占用了一间两室的化学实验室，其中一间放行军床的作为卧室，另一间作为观察室。

20世纪50年代，克莱特曼派他的研究生尤金·阿瑟林斯基（Eugene Aserinsky）前往当地人家里观察婴儿小睡时的状态。阿瑟林斯基注意到，婴儿睡觉时眼球在眼皮下的运动模式是可以预测的。

克莱特曼和阿瑟林斯基对此很感兴趣，他们想知道，成年人睡觉时是否也存在同样的眼动模式。他们没有选择整宿守在受试者旁边观察，而是想出了一种不那么乏味的方式。迪蒙特在《睡眠的承诺》一书中说，固定在受试者双眼旁的电极，会记录并传输其眼部活动，在一长串连续打印的图表中，可以看出眼球的运动和静止状况。

阿瑟林斯基注意到，纸上打印出的线条有时会突然呈现锯齿状。他率先推测，这不是打印机发生故障。他和克莱特曼决定，将记录下的这一急促的运动现象称为"快速眼动"（REM）。

迪蒙特——1970年斯坦福睡眠实验室的创办者——当时是芝加哥大学的一名医学生，和他们在这间实验室共事。无数整夜的睡眠记录都存在这种现象，迪蒙特意识到，快速眼动呈周期性出现，且可以预测。他将这一周期分为四个非快速眼动（non-REM）睡眠期和一个快速眼动睡眠期。"当时，这些名字是我随口乱诌的，"迪蒙特在1999年写道，"现在我可没有勇气这样随便命名。"

睡眠阶段

迪蒙特最先提出，大脑在夜间的活动周期分为几个明显阶段：

阶段一——入睡期：这是睡眠最轻的阶段，我们在这一阶段逐步陷入睡眠。入睡时，我们的身体会偶尔抽动，任何微弱的噪声都能将我们吵醒。

阶段二——浅睡期：随着呼吸和心跳持续放缓，我们进入睡眠的第二阶段——浅睡期，此阶段约占整个睡眠时长的一半。

阶段三——深睡期：这一阶段的睡眠是最深沉的，也是最难被唤醒的。（迪蒙特一开始划分的非快速眼动睡眠的第三阶段和第四阶段，两者合并于此。）

快速眼动睡眠期：快速眼动睡眠期是最后一个睡眠阶段，大多数的梦境都产生于这一时期。虽然双眼在进行快速运动，但是我们的身体却暂时无法动弹，这样就不会梦游（尽管个别睡眠障碍者存在梦游现象）。

阶段一至阶段三都被归为非快速眼动睡眠期。我们整晚都在这些阶段里不停地循环，但不同阶段的比重有所变化：前三分之一夜，我们睡得比较沉（非快速眼动睡眠期的第三阶段时间较长）；随着时间的推移，产生梦境的阶段，即快速眼动睡眠，会逐渐拉长。事实上，约四分之三的快速眼动睡眠都发生在后半夜。

我们睡觉时会发生什么

1952年，人们发现了快速眼动睡眠，并掌握了记录大脑和眼部夜间活动的能力。这表明，睡眠不等于停止运转。相反，睡眠实际上是大脑整合、处理白天获取的信息和刺激因素的过程，每个睡眠阶段都有明确的功能。

加利福尼亚大学伯克利分校的神经学家马修·沃克（Matthew Walker）在《我们为什么要睡觉》（*Why We Sleep*）一书中写道，非快速眼动睡眠中的浅睡期（阶段二），对婴儿学习走路、钢琴家练习高难度曲谱等活动，起着至关重要的作用。他表示，完成这些活动后，大脑中负责学习和精进技能的部分，在夜间变得更为活跃。

非快速眼动睡眠中的深睡期（阶段三），对备考、背单词等学习及保留信息的活动起着关键作用。新知识先保存在短期记忆存储处，即沃克所说的海马体中的"临时仓库"。在深睡期，信息转移到大脑皮层的长期记忆存储处，从而清空大脑的短期记忆存储处，以容纳新的信息。沃克写道，这一过程类似于"为学习新知识清理短期记忆缓存，同时不断积累、更新过去的记忆"。

他指出，深睡期（阶段三）是我们用于反思所学知识的时间，实则是大脑在存储新信息前，对其进行分析的阶段。接着，在快速眼动睡眠中，我们的大脑将信息与之前的经历相融合，形成全新的认知。

每晚的快速眼动睡眠，能使我们更具创造力和洞察力。因为在这一阶段，我们的大脑会对白天获取的各种信息进行评估，将其编织成更为持久的记忆网络。

我们可以从中找到棘手问题的突破口，或者获得新的启发。事实上，著名系列小说《暮光之城》（*Twilight*）的灵感就源于作者斯蒂芬妮·梅尔（Stephenie Meyer）的一个梦。有一天早晨，她从梦中醒来，那个梦格外生动，讲述了一个女孩同闪闪发光的吸血鬼陷入爱河的故事。梅尔说："我躺在床上，回想着那个梦。那对情侣无名无姓，而我却着迷于他们的故事。我不愿意忘记它。"于是，她起身开始写作。

夜晚也是自我疗愈和生长发育的好时候。我们睡觉时，脑垂体会释放生长激素。这种激素可以促进孩子的生长发育，从婴儿时期一直延续到20岁出头。不仅如此，它还可以唤醒身体从创伤中自我恢复的能力。

睡眠甚至能够帮助调节食欲，因为睡眠可以使控制饥饿感的两种激素保持平衡。

各年龄段推荐睡眠时长

2015年，美国国家睡眠基金会在过去十年发布的300余项研究的基础上，公布了新版各年龄段推荐睡眠时长指南（如下页表格所示）。在新指南中，大部分睡眠时长区间都有所扩大：例如，之前给青少年推荐的睡眠时长为每晚8.5 ~ 9.5小时，而新版指南中则为每晚8 ~ 10小时。有必要指出，8小时是推荐的睡眠时长最小值；对于部分青少年而言，8小时足矣，但其他人可能需要将近10小时的睡眠。

很遗憾，青少年的实际睡眠情况和推荐睡眠时长存在巨大差距。2018年，美国疾病控制与预防中心发布的一项报告指出，43%的高中生平均每晚睡眠时间少于或等于6小时！

群 体	年龄段	推荐睡眠时长
新生儿	0～3月龄	14～17小时
婴儿	4～11月龄	12～15小时
学步儿	1～2岁	11～14小时
学龄前儿童	3～5岁	10～13小时
学龄儿童	6～13岁	9～11小时
青少年	14～17岁	8～10小时
青年人	18～25岁	7～9小时
成年人	26～64岁	7～9小时
老年人	65岁及以上	7～8小时

来源：美国国家睡眠基金会

大脑发育知多少

婴儿出生时的神经细胞数量，远高于其最终所需数量。神经学家弗朗西斯·詹森（Frances Jensen）在《青春期的烦"脑"》（*The Teenage Brain*）一书中指出，这为婴儿接受视觉、听觉和其他刺激打下基础。

例如，婴儿的大脑可以广泛学习、理解各种不同的语言，加利福尼亚大学洛杉矶分校发育神经科学实验室主任阿德利亚安·伽罗万（Adriana Galván）这样告诉我。但随着儿童向周围人习得一种（或几种）语言，这种能力便会消失。"让大脑对世界上所有的语言保持可塑性是无意义的，"她解释道，"因为这将阻碍我们精通自己的语言。"

在学习过程中，神经元之间的突触数量增加，连接加强。伽罗万写道："儿童时期的前几年处于可塑性的关键期，学知识又快又轻松。"

使用率最高的神经元之间会发展出最强的连接，即突触，而那些鲜少使用的（初始阶段多产生的神经元）则会被清理掉。摆脱无用的神经元，可以使保留下来的神经元运转得更为高效。（"用进废退"一词用来形容青少年的脑细胞再合适不过！）修剪神经元发生在深睡期（阶段三）。

即使在修剪神经元时，青少年的大脑也能通过髓鞘（即大脑白质）形成过程加强神经元之间的连接。髓鞘是一种脂肪物质，能够使神经连接免受不良影响，使信号传播得更快。伽罗万将此过程比作从泥泞小路升级为平坦的高速公路。她解释道，青春期大脑各部分之间的连接仍然在加强。这影响着青少年大脑处理信息的速度。然而，睡眠质量差可能会降低连接过程发展成熟的速度。

睡眠质量

你的睡眠量很重要，睡得好不好也很重要。

"我们发现，睡眠质量与睡眠时间同样重要，甚至更为重要，"伽罗万说，"如果你的睡眠被打断或者睡眠质量较差，就没办法享受休息带来的益处。"

她解释道："也许你睡了9小时，但如果在此期间被轻度唤醒，即便连你都没意识到自己已经醒了，你的睡眠也会受到干扰——至少会让你在早晨感觉到没有休息好。"

当然，那些你意识到的清醒——比如半夜醒来盯着天花板——不仅会减少实际睡眠时间，还会影响睡眠质量。

最近，1000多名来自新西兰和美国的青年人参与了一项调查研究，研究人员发现睡眠质量比饮食和锻炼重要，甚至比睡眠时间这项心理健康和幸福感的指标更重要。（在这项研究中，睡眠质量的评估方式为研究对象苏醒后为自身体力恢复程度打分。）

类似的结果在2020年发布的一份研究报告中也有体现。该研究调查了4000余名大学生的睡眠情况，其中，表示自己每周至少有4个晚上能获得"安稳睡眠"的学生出现抑郁症状的可能性更小，而且这部分学生的平均成绩更高。

（更多睡眠与心理健康的相关信息，请见第四章）

青少年睡眠时间

青少年得不到充足的睡眠，原因在于其生物钟。正如卡斯卡登发现的那样，青少年时期，褪黑素作为身体为准备睡眠而分泌的激素，每天分泌得更晚，早晨也迟迟不下降。

青少年的睡眠由此而改变。直到深夜褪黑素开始分泌前，青少年都会毫无困意。而褪黑素减退前（早晨的减退时间比以往更晚），青少年想起床则更加困难。"学生身在学校，"卡斯卡登写道，"可他们的大脑却仍停留在家中的枕头上。"

或许，你认为总是缺觉的青少年会想早点睡觉，但事实并非如此。

通常情况下，人清醒的时间越长，就越困倦，这种现象称为睡眠压力。与儿童相比，青少年要花更多时间积累睡眠压力。但是，在生物钟的作用下，人在一天当中的部分时间里（尽管已经起床数小时）还是要比其他时间更清醒。人体发出这种信号，是为了让我们在白天保持清醒与警惕，并提供第二驱动力，支撑我们度过晚上睡前的几个小时。

对于青少年而言，这整个过程都在延后。不仅青少年体内的褪黑素在早晨减退得更迟，晚上的第二轮警醒时间也开始得更晚。作为父母，你也许已经准备上床睡觉，但由于迪蒙特描述的这种"警醒时间带来的麻烦"，你家孩子在晚上11点之前是不会想睡觉的。

青春期的重要注意事项

到了青春期，不是所有孩子的作息都一样。女生的青春期在 8 ~ 13 岁之间，开始的时间比男生早一年左右。我们能看到明显的青春期性别差异：有些六年级女生比男生还高，并且身体发育也更成熟，而她们班的男生看着还像个孩子。这不仅使孩子们在学校跳舞配对时感到尴尬，也会对女生的睡眠产生重要影响。

卡斯卡登在一项针对六年级学生的研究中发现，身体发育处于青春期中段的孩子，通常比同龄人更晚上床睡觉；对于多数女生和少数男生来说都是这样，多数男生尚未进入青春期。在随后的研究中，卡斯卡登发现，青春期和褪黑素释放时间较晚之间存在联系：身体发育早的孩子，褪黑素分泌晚，从而导致入睡晚。

现在的孩子不论男女，青春期开始得都比以前更早——这使他们应有的睡眠时间和起床时间都更晚——即便如此，学校开始上课的时间却提前了（更多相关内容详见第二章）。

青少年的闹钟在早晨响起时会发生什么

首先，青少年很可能会感到疲劳无力，特别是当他们的睡眠量达不到推荐值却被迫起床时。如前文所示，青少年的推荐睡眠时长为8 ～ 10小时。

突然被吵醒，青少年的快速眼动睡眠被迫中断。快速眼动睡眠主要发生在后半夜，它能够帮助青少年提升创造力、整合信息能力，甚至能调节情绪。这意味着，青少年将缺失这一睡眠阶段。一份美国《全国青少年危险行为调查》的分析报告显示，缺乏睡眠的青少年作出危险行为的概率会提升。

在后续章节中，我们将进一步探讨各种各样的危险行为。

为什么学校的上课时间至关重要

既然青少年很晚才能入睡，那么要达到推荐的8～10小时睡眠，他们相应地就要晚些起床。但如果必须早到校，就没办法晚起床。

试想一下，上课时间过早会给青少年睡眠造成什么伤害：如果我们的孩子大约在晚上11点才能睡着，要保证8小时睡眠，他们第二天早上7点以前就不能起床。这只不过是推荐的8～10小时睡眠的下限，而且孩子们还必须一上床就睡着。

然而，和人体生物钟不同，为了增加青少年的睡眠量，学校上课时间是能够调整的。2014年，美国儿科学会发布了一份里程碑式的文件，推荐初高中将上课时间定为早晨8点30分或者更晚。自那以后，认同这一方法的人不断增多，这证明推迟上学时间与青少年睡眠有上述关联的研究也在增多。下一章我们将继续探讨这一点。

☾ᶻᶻ 日光小贴士

孩子天不亮就起床，到学校时天依然是黑的，特别是冬天。日光是一种信号，能告诉孩子的大脑，该清醒了，而缺乏日光照射时，他们经常要强迫自己起床，然后在第一节课努力保持清醒。想象一下，在黑暗中工作并努力保持活力和高效有多难。

在纬度更高的城市，问题更明显。例如，在十二月，明尼阿波利斯市的日出时间在7点30分之后（尽管日出前天空会逐渐开始变亮）。

青少年睡眠启示

☑ 我们每晚在四个睡眠阶段形成的周期中不断循环，每个阶段都有明确的功能。

☑ 在青少年时期，睡眠对大脑的发育至关重要。

☑ 青少年每晚需要8～10小时的睡眠。

☑ 身体的生长发育促使青少年的睡眠时间发生变化。

☑ 睡眠的量和质都很重要。

☑ 学校上课时间过早，是青少年睡眠不足的主要原因之一。

第二章　我们如何走到这一步

看到这里，你也许会问：“学校到底为什么这么早上课？一直都是这样吗？”

答案是否定的，学校并不总是这么早上课。上课时间变早，绝对不是为了孩子的健康着想。

2013年，SchoolStartTime.org网站发布的一份报告显示，大约一个世纪前，美国西部地区的高中上课时间为早上9点。而到2017年，美国平均的上课时间变为8点，超过40%的学校开课时间甚至更早。事实上，有超过10%的美国公立高中上课时间早于7点30分，更有甚者将时间定得早得多。

当高中只是“一间小学教室”

早在1821年，美国就成立了第一所公立高中；但直到一个多世纪以后，上高中才真正流行起来。“很多早期高中不过跟一间小学教室一样大。"托马斯·海恩（Thomas Hine）在《美国青少年的崛起与衰落》（*The Rise and Fall of the American Teenager*）一书中写道。他指出，当时去工厂或农场劳动的青少年人数远远多于读高中的人数，因为大多数适龄青少年都要参加工作、补贴家用。

然而，到19世纪末时，平均每天都有一所新的高中成立。高中入学率在1900—1910年间翻了一番；而到1920年，入学的青少年人数达200余万，是原来的4倍。1913年的一份报告指出，这一时期前后，学校的上课时间约为早上9点。

关于上课时间的历史数据非常少，如果有统一的数据库，追溯上课时间的沿革将容易得多。但很遗憾，并没有这类资源。然而，通过查询旧时报告、存档的时间表及近期的调查研究，研究人员仍然能够记录上课时间的变化。

虽然美国高中的数量一直在稳步增长，但直到大萧条抹去了数百万的工作岗位，读高中才真正取代找工作，成为一条切实可行的出路。1920年，仅有约30%的美国青少年上高中；而截至1936年，这一数字超过了60%。

历史学家葆拉·法斯（Paula Fass）在《美国童年终结》（*The End of American Childhood*）一书中指出，儿童劳动法和罗斯福新政中的联邦救济计划都发挥了重要作用。

与此同时，读高中迅速成为青少年不可或缺的经历。"到20世纪中期，"法斯写道，"高中生活与青春期画上等号，读高中逐步常态化。"

20世纪60年代早期，在婴儿潮中出生的第一批孩子进入高中。为了容纳这些学生，越来越多的高中如雨后春笋般涌现，其中就包括在快速发展的新建郊区开设的学校。

冷战成为催化剂

现在，高中的作用很关键，读高中是学生考大学或直接走向工作岗位的基础，所以教育工作者致力于打磨高中的课程设置，推动高中在其他方面取得进步。海恩在《美国青少年的崛起与衰落》中写道，冷战时期，人们认为美国的教育（特别是数学和科学领域的教育）落后于苏联。为保持美国的竞争力，教育改革迫在眉睫。

究竟如何改革，哈佛大学退休校长詹姆斯·布赖恩特·科南特（James Bryant Conant）在1959年撰写的一份影响颇广的报告中，给出了相关建议。对全国各地的学校进行评估之后，科南特总结道，学校的规模对于提供高质量的综合教育至关重要。具体来讲，为保证"合理运转"，他建议高中将毕业班的规模定为至少100人。在当时，美国三分之一的高中都达不到这个要求。他建议这些学校通过合并扩大规模，从而提供全方位的课程设置。

在他提出建议之前，美国的学校就已经开始进行整合。科南特的建议获得了广泛关注，大量规模较小的学校随即关门，更大的学区兴起。即便到1950年，美国仍存在约6万所仅有一间教室的学校；而到1960年，这一数字锐减至约2万所。

黄色校车

各地方规模较小的学校往往离学生家很近，走路就能到。这些学校一关门，校车便普及开来。到1950年，每天有约700万孩子乘校车上下学。

郊区的建设如火如荼地进行着，更遥远的地方还有很多学校正在建设中。另一个变化是大众认知上的：人们认识到步行或骑车上学有潜在风险，不再崇尚这些交通方式。

2014年，美国华盛顿国家儿童医疗中心发布了一份关于学校开学时间的综合报告。该报告指出，20世纪70年代存在一系列经济问题，包括经济衰退、通货膨胀、燃料价格上升，再加上入学人数减少，导致交通成本居高不下，压力巨大。

为了最大限度地降低成本，很多校区改用分层校车体系，同一个车队交错运行，而不再为小学、初中、高中分别提供校车。

上课时间提前

这样的变化意味着，学校需要调整上学和放学的时间。人们普遍认为，与年龄更小的孩子相比，青少年更适合早上学。（这是针对青少年睡眠开展研究之前的观点。）因此，高中校车通常被安排在最早的时间段，其次是初中和小学。

这对上课时间的影响很大。即便是20世纪50～60年代，高中的上课时间也普遍在8点30分~9点之间。而到2007—2008学年，美国国家教育统计中心开展中学调查时发现，**美国公立高中的平均上课时间提前到了早晨8点04分**。此外，将近9%的学校上课时间在7点30分之前。

最近，两名经济研究员回顾2007—2008学年的数据时，发现了一些有趣的现象：最初由郊区发展和学校整合带来的上课时间的变化一直在延续。研究人员指出，郊区（基于美国户口普查数据）学校的上课时间早于市区，规模大的学校早于规模小的学校。

另外值得注意的一点是：一项关于高中作息的研究发现，随着时间推移，上课早的学校越来越早——这进一步证明，早上课的思维模式愈发根深蒂固。

结果是：2017—2018年，采集到的最新数据显示，在此期间公立高中的平均上课时间为早晨8点。

（如需获取更多信息，可参看美国华盛顿国家儿童医疗中心2014年发布的学校上课时间报告，其中包含了完整的历史时间轴。）

睡眠大衰退——不仅仅是针对青少年

可以预见，过去数十年上课时间的提前，造成了青少年的睡眠不足。在一份名为《睡眠大衰退》的报告中，研究人员使用"监测未来调查"这项研究长期收集的数据，分析了1991—

2012年间每年青少年报告的睡眠情况。

他们的调查结果令人担忧。随着时间的流逝，青少年的睡眠在减少。不仅如此，对于女生，事情更为糟糕。和男生不同，女生可能连至少7小时的睡眠都无法保证。

他们发现初高中阶段学生的睡眠都在减少，其中以15岁学生的睡眠削减幅度最大：1991年，72%的15岁学生称自己每晚的睡眠通常大于或等于7小时；但是到了2012年，仅有63%的学生这样说。即便是7小时睡眠，也远远达不到青少年8～10小时的推荐睡眠量。

青少年不是唯一变得更疲劳的群体。成年人也面临着相似的睡眠问题，即夜间睡眠减少。盖洛普民意调查表明，在1942年，84%的美国成年人至少能获得7小时睡眠；但是到了2013年，这一比例仅剩59%。更糟糕的是，2013年，40%的成年人在报告中说，他们的睡眠只有6小时，甚至更少。

2020年，美国国家睡眠基金会发布的一项调查表明，约有一半的美国成年人称自己每周至少有三天感到昏昏欲睡，四分之一的人认为这种情况"有时"或者"经常"干扰他们的日常生活。

在这样的背景下，人们对青少年睡眠问题普遍认知不深，学校还在沿用过时的上课时间，这些也不足为奇。根深蒂固的思想难以改变。

其他国家青少年的睡眠情况

睡眠被剥夺的不只是美国的青少年。和欧洲与亚洲的同龄人相比，美国的青少年基本处于中间位置。2010年发表的一项Meta分析，涵盖了二十多个国家在过去三十年间的研究。该分析发现，美国青少年上学日的夜间睡眠时长普遍比欧洲青少年少（多达1小时）。不过，他们比亚洲国家的青少年表现好得多，亚洲青少年每晚睡眠量还要再少1~2小时！

至于上课时间，并没有一个现成的数据来源。但是各项研究资料显示，不同地区的上学时间差距很大。澳大利亚常见的上课时间为8点30分~9点，新加坡是7点30分，美国公立高中的平均上课时间为8点，而加拿大中学的时间则晚得多，为8点43分。

什么地方的青少年睡得最多？2020年，一项覆盖加拿大和23个欧洲国家的分析显示，比利时弗兰德大区的青少年睡眠最充足，上学日平均每天睡9个多小时（基于青少年自我报告的数据）。青少年每晚睡眠时长大于等于8.5小时的国家和地区有加拿大、挪威、比利时、威尔士、丹麦及荷兰。即便是其中排名最靠后的波兰青少年，平均睡眠时长也有约7小时45分钟。

青少年睡眠启示

✅ 过去，学校的上课时间通常比现在晚。在学校合并、校车普及和预算考量的共同作用下，早晨上课铃打响的时间逐渐提前。

✅ 随着时间的推移，青少年的睡眠有所减少。

✅ 睡眠剥夺是一种普遍现象。大量成年人的睡眠量也常常达不到推荐值。

✅ 不同国家和地区的青少年睡眠时长差异很大——欧洲的情况总体上好于美国，亚洲国家青少年的睡眠时间最短。

第三章　向学校普及睡眠知识

掌握理论知识是一码事，作出实际改变又是另一码事。20世纪70～80年代，睡眠研究员玛丽·卡斯卡登通过斯坦福睡眠夏令营发现，青少年的生物钟和学校的作息相矛盾，但这些新信息要抵达高中校园尚需时日。

直到1996年，才有高中迈出这重要的一步。一所学校借助青少年昼夜节律的相关知识，调整上课时间，帮助青少年获得更多睡眠。然而故事的发生地，距离卡斯卡登最初做研究的加利福尼亚州和她后来工作的罗德岛布朗大学都非常遥远。这所学校在伊代纳，位于明尼阿波利斯市的一个富裕郊区。

伊代纳的故事

1993年，卡斯卡登受邀前往明尼阿波利斯市的明尼苏达州区域睡眠障碍中心，就她的青少年睡眠研究发表演讲。

现已退休的精神科医生莫里斯·迪斯肯（Maurice Dysken）
参加了卡斯卡登的讲座。那时他的女儿正好十几岁，每天早晨7
点20分就要到校上课。回忆起女儿常常天还没亮就在等校车的
情景，他说女儿的上课时间很"荒唐"。"那么早，你都能看见天
上的星星。我觉得'这简直是疯了'。"

听了卡斯卡登的讲座，迪斯肯和中心主任马克·马霍瓦尔
德（Mark Mahowald）讨论，如何能在社区中广泛传播这些信
息。作为明尼苏达州精神病学会主席，迪斯肯决定将此事呈给
明尼苏达州医学会。只有决议通过，才能获得该学会的支持，
而他们在同年稍晚时成功做到了这一点。那年秋天，明尼苏达
州450个学区的负责人都收到了一封关于青少年睡眠的邮件，在
邮件中，该学会建议学校推迟上课时间。

之后便是石沉大海。一年后，针对学区负责人开展的后续
调查显示，并没有学校作出改变。

但这一次，这个信息引起了伊代纳学区负责人肯·德拉格
塞斯（Ken Dragseth）的注意。

在此之前，伊代纳学区已表现出对青少年睡眠问题的兴
趣。该学区的一名卫生老师帕西·埃尔克（Pacy Erck）长期以
来都将睡眠作为自己课程的一部分，还请来当地医院的睡眠师
与学生交流。

伊代纳高中的新任校长罗恩·特施（Ron Tesch）开始同埃
尔克探讨推迟上课时间的想法。

特施先来到埃尔克的课堂上，和学生们谈论他们的睡眠习
惯，随后又征集学校教师的反馈意见。他回忆道，教师们"对

班上年轻人昏昏欲睡的状态一清二楚，从一开始就非常支持我们。"

随后，特施和埃尔克找到学区负责人德拉格塞斯，和他探讨这个问题。

德拉格塞斯告诉我，接到医学会建议推迟学校上课时间的邮件，他感到很惊喜。邮件内容不仅跟特施和埃尔克的努力方向一致，也同他在学校的所见所闻相符——疲惫的青少年在学校里努力保持着清醒。

伊代纳体育联盟的其他负责人却不愿意接受，因为他们的比赛时间可能会受到影响。"那群人总是强烈反对，我认识他们很多年了，"德拉格塞斯说，"这件事引发的反对情绪相当激烈。"但这些人最终也同意了。

校车也是个问题。由于伊代纳高中上下学时间调整，同一学区的小学和初中都会受影响。最终，评估了22种不同方案后，人们选定了一种既不提高交通成本又对其他学校时间安排影响最小的方案。

总之，这件事大概花了两年时间才真正落实，期间还要跟家长和其他会受影响的人进行沟通。特施指出："**经过充分沟通后，社区通常会更加支持我们。**"

于是，1996年秋天，伊代纳高中经过一年的准备，终于将上课时间从7点25分调整为8点30分。

德拉格塞斯以为，在明尼苏达州乃至全国各地，都有人在做着类似的改变。但实际上，接受建议的只有伊代纳高中一所学校。

这项措施的成效立竿见影。"几周后，上第一节课的老师特别有感触地说，'变化令人难以置信——这些孩子都不困了，他们非常清醒。'"德拉格塞斯说。

细微之处也有变化，比如保洁员发现楼道里丢弃的咖啡杯和可乐罐减少了。

察觉到转变的，还有学生们自己，比如参加校足球队和篮球队的高三学生泰勒·安德森（Tyler Anderson）。1996年12月，他在接受《明星论坛报》的采访时说："我非常喜欢这样的变化。"他说自己的成绩提高了，而且第一节课上也不再有"僵尸感"。

转折

除了这些可以作为佐证的轶事，还有很多更正式的评估。伊代纳校董会同意调整上课时间后，德拉格塞斯很快便找到明尼苏达大学应用研究与教育促进中心副主任凯拉·瓦尔斯特龙（Kyla Wahlstrom）。

"实话实说，我是抱着怀疑心态的。"瓦尔斯特龙告诉我。在加入该研究中心前，瓦尔斯特龙曾经当了19年的教师、特殊教育主任和校长。即便是当校长的时候，她也总觉得，青少年犯困是自然而然的事情。她回忆道："你甚至不会对这种稀松平常的事情产生疑问。"

伊代纳的改革结果扭转了局面。"大量数据令人感到乐观，"瓦尔斯特龙说，"我听到老师们说，孩子们现在上第一节课不困了。心理辅导老师和护士说，感到抑郁或身体不适的孩子变少了。校长说，整栋教学楼变得更加平静，走廊和咖啡厅中焦虑不安的情绪减少了。92%的父母认为他们的孩子更好相处了。"

改革结果迅速传至范围更广的明尼阿波利斯学区。在此之前，明尼阿波利斯市就已经成立了同该研究中心建立合作的多校联合会。明尼阿波利斯市有7所公立高中，全区约有5.1万名学生，比伊代纳更多元化，地理位置也更远。但即便如此，基于瓦尔斯特龙的发现和卡斯卡登的重要医学研究，明尼阿波利斯校董会几乎全票通过，同意效仿伊代纳高中，于1997年秋天将当地高中的上课时间从7点15分推迟至8点40分。

瓦尔斯特龙再一次帮了大忙。她用改革前后收集到的数据，做了第一份纵向研究，分析改革前及改革三年后各方面的情况，例如学校的出勤率和学生自己报告的睡眠时长，仔细研究推迟学校上课时间产生的影响。

该研究报告于2002年发表，其研究结果令人十分震惊：上课时间调整后，学生在上学日获得了额外的睡眠时间，抑郁可能性降低，出勤率上升。同时，学生课后体育运动和其他活动的参与度未受影响，反驳了人们对于晚放学的普遍担忧。

瓦尔斯特龙的研究发现不仅上了明尼阿波利斯市新闻的头版头条，还引发了广泛的关注。她告诉我："确实有三十多家全国性的报纸前来采访我。"

"Z到A"法案

大约在这个时候，美国加利福尼亚州圣何塞的众议员佐伊·洛夫格伦（Zoe Lofgren）正在努力地叫她的两个孩子起床。洛夫格伦告诉我，她家老大进入青春期后，"突然之间，我们怎么叫她都不起床，"她不禁想，"我是不是个坏妈妈？"

作为斯坦福大学的硕士毕业生，洛夫格伦联系到斯坦福大学睡眠医学诊所主任威廉·迪蒙特，试图了解更多信息。同迪蒙特和玛丽·卡斯卡登交谈后，洛夫格伦对青少年睡眠的规律有所了解，她意识到问题不在她身上，而是由学校上课时间和孩子的生物钟不匹配造成的。

"我想'我们为什么要这样做呢？'"洛夫格伦说，"高中晚点上课，就能和这些青少年学生的生物钟相适应，让他们获得充足的睡眠。"

即便是现在，洛夫格伦也能记起，她儿子上高中时，有节数学课补课大约从早上6点20分开始，上课时间很"荒谬"。她说："那节课在早上补，不管怎么说都太早了。"她将那节课归为"对睡眠的极大伤害"。

尽管国会对学校上课时间没有司法管辖权，洛夫格伦还是开始采取行动，想让更多人意识到这个问题。1998年，她首次提出这份"Z到A"法案，自那以后又提了五次（最近一次是2019年）。二十多年来，她始终支持推迟上课时间。

加大宣传力度

青少年睡眠状况已引起美国疾病控制与预防中心的重视，2007年的《全国青少年危险行为调查》中就增加了一个关于青少年睡眠的问题。该调查是疾控中心每两年开展一次的综合调查的一部分，用于监测大量健康行为。2008年的调查结果显示，近70%的高中生上学日平均每晚睡眠量不足8小时。

同时，和洛夫格伦一样，其他家长也注意到孩子早晨起床有多困难。在马里兰州，泰拉·兹博瑞恩·斯奈德（Terra Ziporyn Snider）已经为推迟上课时间奔走了十年，但却毫无作用。2011年，她决定发起一份线上请愿书。兹博瑞恩·斯奈德是《新哈佛女性健康手册》（*The New Harvard Guide to Women's Health*）一书的作者，学校上课时间这件事与她息息相关：她的三个孩子所在的高中，要求学生早晨7点17分到校上课，最近她儿子因为睡眠不足，忘记打开车库门，倒车的时候撞了上去。

这份请愿书很快就累积到5000个签名，很多人由此联系到她，其中就有另一位当地的母亲——玛丽贝尔·易卜拉欣（Maribel Ibrahim）。为了加强公众意识，她们两人共同建立了"晚上学"小组（Start School Later）。

兹博瑞恩·斯奈德告诉我："每周三，我们都会去州议会大厦，到各个委员的办公室，展示他们选区民众在请愿书上的签名，和他们探讨这一问题。"

该小组还吸引了全国各地志同道合的家长和研究人员加入。"我很快意识到，"兹博瑞恩·斯奈德说，"全国各地都有像我一样为这件事奔走多年的人。"

之前，"睡眠研究员仅同其他睡眠研究员对话，教育工作者仅同其他教育工作者对话，而倡议者只在他们的社区里小范围活动。""晚上学"小组则让大众看到了这些人的努力付出。

"我认为，'晚上学'小组成立后，青少年睡眠问题才真正引起了全国范围内的关注。"马里兰洛约拉大学心理学教授艾米·沃尔夫森（Amy Wolfson）对我说。她是该小组咨询委员会的一员。

与此同时，研究工作仍在继续。在美国疾病控制与预防中心的资助下，瓦尔斯特龙对三个州八所晚上课的高中开展研究，调查学生的健康状况和学习成绩。该研究结果于2014年初发表，影响广泛。在8点30分或更晚上课的学校里，多数学生每晚至少能获得8小时睡眠。学生准时出勤率上升，交通事故减少，益处颇多。

时任华盛顿特区国家儿童医学中心睡眠医学主任的朱迪思·欧文斯（Judith Owens）怀着雄心壮志，发起一项分析，针对全国各地已经改变上课时间的学区开展研究。这项研究由附近的弗吉尼亚州费尔法克斯县的几所公立学校委托进行。弗吉尼亚州拥有全国最大的学区之一，过去十年，当地社区一直提倡推迟上课时间。

对于已调整上课时间的学校，缺乏一个集中的数据来源（直到现在都没有）。因此，欧文斯的团队要从多种途径获取资源，他们联系了全国各地的学区，收集详细信息，确定最佳实践方案。这项发表于2014年的研究报告被广泛报道，并在此后被分享给了很多学区。

医生的建议

欧文斯现在是波士顿儿童医院儿童睡眠障碍中心的主任，同时，她也参与了美国儿科学会青少年睡眠工作小组。2014年8月，该小组发布了一项具有里程碑意义的政策声明，呼吁初高中的上课时间不得早于8点30分。

"这份声明是为解决健康和安全问题制定的。"声明的第一作者欧文斯对我说。她非常清楚，这个耗时五年打磨出的政策，意义非凡。她在该组织发表的讲话中指出，这是"一份权威声明，它有力地指出了睡眠对我们国家青年人健康、安全、成绩和幸福感的重要意义"。

其他主要组织机构纷纷跟进，包括美国心理学会、美国医学会和美国睡眠医学学会。

美国疾病控制与预防中心还提供了另一份文件，包含了近4万所公立中学的上课时间。这份数据是美国教育部通过《2011—2012年学校及教职工调查》获取的。有了这份文件，这两个组织的研究人员可以对每个州初高中上课时间进行初次全面整理。

研究人员发现，美国只有约18%的学校上课时间符合声明要求，即"不早于8点30分"。这些学校平均上课时间为早上8点03分，但各州状况差异巨大。上课时间最早的是路易斯安那州，平均上课时间为7点40分，该州有30%的学校7点30分前开始上课。

2015年，美国疾病控制与预防中心再次发布报告，使这个话题又得到广泛报道。更重要的是，这些数据是美国儿科学会和其他组织发布声明前收集的，所以能够成为衡量变化的重要基准线。

青少年睡眠启示

- ☑ 20世纪90年代第一批学校推迟上课时间，学生们获得了更多的睡眠。

- ☑ 对社区进行宣传教育并解决问题是成功的关键。

- ☑ 此后，关于推迟学校上课时间的研究与日俱增，越来越多的人开始支持这一做法。

- ☑ 2014年，美国儿科学会发布声明，建议上课时间不早于8点30分，推动诸多其他主要组织机构发布相似的建议书，具有里程碑意义。

- ☑ 2015年，美国疾病控制与预防中心发布报告显示（其数据收集时间在美国儿科学会发布声明前），仅有约18%的学校上课时间符合声明要求，而美国中学平均上课时间为8点03分。

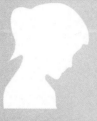

第二部分

为什么睡眠很重要

第四章　睡眠与心理健康

　　泰勒·鲁伊斯·赵（Taylor Ruiz Chiu）是所有大学梦寐以求的候选人：她是勤奋努力的优等生、水球运动员、剧团成员、三个校内乐队的长号手，同时还是美国女童子军的成员。而这只是在高中的第一年。

　　周一到周五，她早晨5点30分出家门，这样6点才能下水训练。在学校上完一天的课程，完成课后活动和作业后，她才可以睡觉，此时通常是晚上11点～12点30分。第二天早晨，她又要早早起床，重复这样的生活。

　　鲁伊斯·赵告诉我："我真心喜爱我所做的事情，大部分都喜欢。"但与此同时，为考大学而做准备，令她倍感压力，有时她觉得自己难以承受这份压力。"我很清楚申请大学的要求，不断地完善自己的简历，"她回忆道，"我努力给别人留下好印象，是大家眼中全面发展的好学生。"

　　她努力忘掉身上的重担，但是担子却越来越重。"我跑步的时候会想，'要是我现在被车撞了会怎么样？会不会更好？'那样我就能在医院里待上几周……至少不用做作业了。"

她告诉我，当时她不知道自己有抑郁症，无法用语言形容那种感受，也没有认识到她的病有多严重。她的父母和同学也没有意识到。很多同学的作息跟她差不多。

"我和朋友们聊天，通常聊的是谁更勤奋，谁更累——比来比去，"她说，"我只记得自己好像被困住了，动弹不得。"

在帕洛阿尔托高中度过了大约三分之二的高一生活之后，2002年2月的一天晚上，鲁伊斯·赵崩溃了。和家人吃晚饭前，她一时冲动，喝下了一整瓶止痛药。她的父母很快意识到事情不对劲，急忙把她送到医院。她在医院精神病科接受了72小时的强制性看护。她说："那段经历非常痛苦。"

鲁伊斯·赵解释道，用药过量是个转折点，虽然她知道这个转折点并不是完美的180度大转弯。重新评估各项课程后，她决定将科学（她最不喜欢的学科）从美国大学先修课程降为普通水平的课程，但她继续选修其他超前课程。虽然退出了水球队，但是她保留了其他活动，还额外增加了田径运动，至少田径不用大清早就开始训练。"我认为差别在于，我更敢于说不，"她解释道，"任务太重时，我会举手示意。"

后来，她这样评价自己的经历："每天繁重的课业加上缺乏睡眠，使我倍感痛苦，情绪波动加剧，作为一个荷尔蒙分泌旺盛的青少年，我一直努力想要弄清楚自己是谁。"

★ ★ ★

鲁伊斯·赵自杀未遂后的20年，抑郁和焦虑等青少年心理健康问题层出不穷，有自杀倾向和行为的人也越来越多。美国疾病控制与预防中心发布的《全国青少年危险行为调查》显示，2005 年，28.5%的高中生称自己感到悲伤或者绝望。到 2019 年，这一数字跃升至 36.7%。更糟糕的是，在同一时期内，曾严肃考虑过自杀的高中生比例从 16.9%上升至 18.8%，而真正尝试过自杀的高中生比例从 8.4%增长至 8.9%。

最近，就在本书出版前不久，美国卫生局局长公开警告，新冠疫情和其他挑战对儿童、青少年和青年人造成了"灾难性的"影响。

快速发育的青少年大脑

尽管存在多种因素，青少年自身及其睡眠状况都对青少年的大脑发育起着重要作用。

在讨论睡眠问题或者青少年面对的压力之前，我们先来看看在青少年的大脑中发生的事情。

首先，他们的大脑还处于发育阶段。

第一章提到，青少年时期大脑重塑范围之广，仅次于婴儿时期。

一旦发育完全，大脑整体运转速度提升，神经细胞间的连接加强，青少年就能更好地作出决策，更高效地保持专注，减少冲动行为。但直到他们进入成年早期阶段，大脑发育才彻底完成。

另一个关键问题是：不同时期，大脑发育的部分不同。

率先发育的是神经学家杰伊·吉德（Jay Giedd）所说的"荷尔蒙作用下的边缘系统"，大脑的这一区域负责情绪与回报反应。边缘系统发育后，青少年对世界的认知增强：这体现在方方面面，比如对多巴胺（一种使人产生愉悦感的关键神经递质）的反应更加强烈，行事更容易冲动。

然而，帮助调节这些事情的刹车系统尚未就绪，直到青春期中期大脑重塑进入第二阶段时，这一系统才会发育完全。天普大学心理学教授劳伦斯·斯坦伯格（Laurence Steinberg）在《不是青春惹的祸：青春期大脑决定孩子的人生》（*Age of Opportunity*）一书中详细讲道，在这一阶段，大脑的前额皮质升级，从而提升了"执行能力"——如工作记忆、预先计划和抽象思维能力。

此后，大脑重塑进入最后一个阶段，大脑各区域间的联系加强。斯坦伯格认为，直到成年早期这一联系建立完成，青少年才会形成可靠的自我调节能力。最终完成升级后，青少年的理性思维过程将不会轻易地被疲劳感、压力或者激动的情绪打断。

失眠与青少年大脑

那么，青少年睡眠严重不足时会发生什么呢？他们的情绪被放大了。

我们所有人都是这样——不仅是青少年。

"睡不好的时候，我们的情绪会比较激动，"加利福尼亚大学洛杉矶分校神经学家阿德利亚安·伽罗万解释道，"我们遇事反应会更加激烈和冲动。"

青少年和成年人的重要差异在于，青少年大脑不能很好地处理失眠问题。伽罗万说："作为一名成年人，我有成熟的前额皮质帮我调节并控制住那些情绪。但是青少年的前额皮质还在发育，这意味着，他们产生情绪反应的脑区过于活跃，却没有相应的神经工具来抑制那样的情绪反应。"

失眠与愤怒等强烈情绪的关联

青少年得不到充足睡眠，情绪便会"变得更暴躁"，例如愤怒：

- 2020年一项名为"失眠会使人愤怒吗？"的研究发现，答案是肯定的：在睡眠比平时少后，美国大学生在第二天会感到更加愤怒。
- 2016年发表的一项覆盖超过9.5万日本青少年的研究表明，睡眠不足的人更容易觉得自己气愤至极。
- 2016年瑞典一项覆盖近3000名青少年的研究发现，睡眠不足7小时的人，更容易产生抑郁、愤怒或者焦虑情绪。

抑郁症也与缺乏睡眠有关。 2020年的一项Meta分析，综合了世界各地的73篇前人研究，其研究人员发现，睡眠不足会使青少年感到抑郁的概率提升62%。另一项针对确诊抑郁症的英国青少年的研究于同年发表，其研究人员发现，这些青少年不仅比未患抑郁症的同龄人睡得更晚，而且他们的整体睡眠量也更少。

特别要指出的是，**睡眠与抑郁症的关系是双向的**：睡眠不好可能会导致抑郁症，而抑郁症也可能造成睡眠障碍。

休息好，心态好，恢复快

当然，我们无需等到危机爆发，就能明白青少年的情绪受失眠的影响有多深。

得到充分休息后，我们会觉得令人忧心之事也许并不那么可怕，各种任务也并非难以完成，很多人看起来也没那么讨厌了，面对世界要容易得多，对积极和消极的事情都能作出有效反馈。

对于相同的刺激，睡眠被剥夺之人与休息充分之人的解读是不同的。在《我们为什么要睡觉》一书中，神经学家马修·沃克讲到他做的一次实验，受试者看过几张人脸图片后，需要解读其中的表情是表达友善还是威胁。那些睡了一宿好觉的受试者，对图片上的表情定位精准。但当受试者的睡眠被剥夺后，这项能力便消失了。沃克写道："睡眠被剥夺的受试者带有恐惧偏见，即便看到温和或者友好的表情，也觉得有威胁。"

我们筋疲力尽时，即便看待平常认为积极的经历，也常觉得黯然失色。这种快乐的缺失，其实是缺失体会快乐的能力，临床上称为"快感缺乏"。假如青少年整日都在苦苦挣扎，找不到任何激励自我的快乐时刻，那这就会影响到青少年的生活质量。

令人遗憾的是，世界各地的研究发现，青少年睡眠不足时，就处于这种状态。

青少年的睡眠充足时呢？情况截然相反。不列颠哥伦比亚大学心理学副教授南希·辛（Nancy Sin）研究了睡眠对积极心理的影响。在她的一项研究中，与自称睡得不好的孩子相比，那些说自己睡得很好的孩子对自身情绪的评价也更加积极，他们同父母的争执也更少。

辛告诉我，休息充分的人更容易识别出积极体验，这是一种催化剂。她解释道："你与周围环境的融合程度，以及你能否利用或者创造机会，才是真正重要的。"

睡眠是一种情绪缓冲器

即便青少年没有遇到危机，他们也要应对大量日常应激源，比如友情（或亦敌亦友的关系）、交作业的截止日期，还有生活中大大小小的事情。如果他们休息得好，就能更好地应对这些问题。

获得充足的睡眠，实际上是一种情绪缓冲器。2020年发表的一项研究非常有趣。该研究要求九年级学生在两周内，每天记录当日经历的偏见，以及偏见程度、应对偏见的方式和每日压力水平。

夜间睡眠时间延长，睡眠质量提高后，学生在第二天能够更好地应对偏见和与偏见相关的压力。（不幸的是，这种关系是双向的：偏见也会影响睡眠，详见第九章。）

具体而言，睡得好的青少年，会使用更积极的应对方式，比如想办法解决问题、寻求同伴的支持。同时，他们反思问题所用的时间也更少。

该研究的联合作者、福特汉姆大学心理学系主任蒂芙尼·伊普（Tiffany Yip）说："睡眠会影响我们对压力的认知和应对方式。"

重要的不仅是面对压力的前一晚要睡好，青少年经历压力后的睡眠量也起着关键作用，因为这可以帮助他们恢复情绪。在2015年开展的一项研究中，马里兰州的高中生在两周内，给自己每日的情绪、压力水平和夜间睡眠打分。青少年遇到压力后，晚上如果能够睡个好觉，那么他们第二天早上的情绪"溢出"就会减少，状态恢复得更快。实际上，第二天他们全天的积极感受和情绪都与压力小的时候相似。

总之，**青少年获得充足的高质量睡眠后心情更好，情绪调节能力增强**。2020年，1000多名来自新西兰和美国的青少年参与了一项研究。该研究发现，睡眠的量和质是预测抑郁症状和幸福感的两个最有利因素。

"睡眠是一个充电的过程，"谈到睡眠，耶鲁大学情商中心创始人兼中心主任马克·布兰克特（Marc Brackett）告诉我，"我们需要恢复体力，否则一切都会变得更艰难。"

当睡眠剥夺成为常态

大量青少年面临睡眠剥夺问题，没有准备好应对日常的情绪洪流和应激源。人与人之间的冒犯越来越多。挑战看起来更加艰巨，要找到最佳的前进道路也更费力。

遗憾的是，有太多的青少年，只是简单地使自身适应这种感受。

鲁伊斯·赵说："我感觉很糟糕，但是我以为这是正常的。"

回头看，她希望自己上高中时能够分辨出这一切。

"我希望对上高中的自己说，'给我两周时间……我来帮你安排好作息，让你每晚睡9个小时'，"鲁伊斯·赵对我说，"如果能向那时的自己证明，好好休息对生活质量和学习效率产生的实际影响，我很可能会更相信睡眠的力量。"

青少年睡眠启示

- ☑ 由于青少年的大脑仍处于发育阶段，他们的情绪会被放大。

- ☑ 青少年的睡眠被剥夺后，愤怒等负面情绪增强，积极情绪减弱。

- ☑ 获得充足睡眠，是促进心理健康、降低自杀率的一种方式。

- ☑ 睡眠能够平复情绪，使人更容易应对应激源。

第五章　危险行为和不良习惯

咱们来做一个小测试。你认为以下情景是好是坏？

- 从屋顶跳下来
- 吃蟑螂
- 和鲨鱼游泳

瓦萨学院心理科学教授阿比盖尔·贝尔德（Abigail Baird）向一群成年人和一群青少年提出上述问题和其他情景假设，并用脑部扫描来展现他们形成答案的思维过程。

青少年和成年人都认为这三种情景是负面的，这让人松了一口气。然而，青少年作出判断耗时更久。成年人一听到这些情景，脑海中就能立刻形成图像，作出本能反应。青少年要在认真思考后，才能得出"确实危险"的结论。贝尔德和她的联合作者指出，青少年做决定的过程依靠"低效率的脑部网络"。

如前几章所说，这与青少年的大脑重塑相吻合。

这项实验的另一个关键点在于：它是在实验室中完成的！在现实世界中，试想一群青少年在某种情绪或药物的刺激下，相互怂恿着做出类似从房顶跳下来或者吃蟑螂这样的蠢事，并不奇怪。

而且，如果这个危险行为很有趣——比如把油门踩到底，看看车能开多快——青少年可能会出于本能地说："去吧！"

这是因为青少年更倾向于去做研究人员所说的"奖励和感觉寻求行为"——可能是开快车、尝试违禁品或者接受别人的挑战。

事实上，他们的大脑是专为感受快乐而设计的：正如我们在上一章中看到的，青少年的边缘系统开始发育，大脑中充满多巴胺受体。

天普大学心理学教授劳伦斯·斯坦伯格在《不是青春惹的祸：青春期大脑决定孩子的人生》一书中写道，青少年时期，人脑不仅没有启用刹车系统，边缘系统奖赏中心的体积还在增大，而成年后人脑中的这一部分就会缩小。因此，斯坦伯格认为："当你十几岁时，没有任何事……比这样的感觉更好。"

兴奋的神经

尽管有违父母教诲和文化期望，全世界的青少年还是爱冒险。来自11个国家——中国、哥伦比亚、塞浦路斯、印度、意大利、约旦、肯尼亚、菲律宾、瑞典、泰国和美国——的5000名年龄在10～30岁之间的年轻人，参与了一项调查。研究人员发现，"感觉寻求"通常在青春期中晚期达到顶峰。"在世界各地，"作者总结道，"处于青春期的人都倾向于追求刺激和新奇的体验，但是他们控制冲动行为的能力却没有发育完全。"

青少年睡眠不足时会发生什么

青少年的大脑本就偏爱危险之事，睡眠剥夺又加强了这种感觉。

缺乏睡眠的青少年不仅易被积极信号和潜在奖励影响，而且还会作出更危险的选择。

睡眠过少很快就会产生影响：一项实验研究表明，仅仅一晚极度缺觉（4小时睡眠）后，青少年抑制控制（控制冲动反应的能力）就会减弱，导致"冒险行为增多"。

正如第四章讲到的，所有人的睡眠被剥夺后，其状态都会下降。加利福尼亚大学洛杉矶分校的神经学家阿德利亚安·伽罗万写道："睡眠不足时，大脑面对同样的情绪、奖励或认知信息，处理方式是不同的。"然而，和成年人相比，青少年的行为受睡眠剥夺的影响更大。

睡眠与犯罪的关系

佛罗里达国际大学副教授、犯罪学家瑞恩·梅尔德伦（Ryan Meldrum）研究过睡眠不足对青少年犯罪的影响。

"这是一个连续过程或级联效应。"他告诉我，缺乏睡眠会降低青少年的判断力和自制力。这点很关键，梅尔德伦解释道："自控力是预测青少年犯罪最有力的指标，最起码是其中之一。"

2015年发表的一项研究中，梅尔德伦和研究的联合作者发现，睡眠剥夺使青少年自制力低下，间接导致破坏公共财产、持械攻击他人等犯罪行为。

他发现，睡不好还会以另一种方式造成危险行为：睡眠不足的青少年更易受到同龄人的影响。反之，他指出，**充足的睡眠可以保护青少年免受同伴影响**。

有趣的是，推迟上课时间或许能够解决犯罪问题，不仅因为青少年将获得更多的睡眠时间。上学晚，通常放学也晚。梅尔德伦说，"与同龄人进行无组织的社交"在青少年犯罪中起重要作用，而晚放学或许能够减少青少年下午参与这种活动的机会。他指出，青少年犯罪率在下午3点~4点间明显上升，晚放学减少了犯罪机会。

美国司法部少年司法与少年犯罪预防办公室公布的数据显示，学校放学时间和青少年犯罪之间确实存在联系。周一至周五下午3点是18岁以下青少年暴力犯罪的高峰期——犯罪率比包括周末在内的其他任何时间段都高。分析人员写道："周一到周五学校放学后的几个小时，是青少年暴力犯罪最频繁的时段。"

最后，梅尔德伦的另一个研究领域显示，青少年睡眠被剥夺的程度也能对危险行为产生影响。梅尔德伦和研究的联合作者分析了2011年《全国青少年危险行为调查》中的数据。这份调查收集了1.5万余名高中生的反馈。六分之一的受访者称，他们在过去三十天内至少有一次持有武器（枪支、刀具或棍棒）的行为。在这些人当中，上学期间每晚平均睡眠不到5小时的青少年，持有武器的概率比睡眠至少8小时的青少年高172%。

兴奋剂、咖啡因和能量饮料

和成年人相比，**青少年更容易成瘾**。一个原因是他们更愿意冒险、追求享乐。另一个原因是，他们学习新技能、模仿新行为的速度更快。青少年的大脑不断精细化：特定的神经元使用得越频繁，彼此之间的连接就越强。

"不管什么行为，每次这样做，都会强化它，"伽罗万告诉我，"你可能会加强原有突触，也可能吸收或创造新突触来支持这种行为。"

"此外，青少年想戒掉成瘾的习惯，或许比成年人更难。"她说。

神经学家弗朗西斯·詹森在《青春期的烦"脑"》中写道："青少年或许会借助某些药物熬夜、保持专注，但是这些药物会使青少年陷入习惯性用药和用药成瘾的循环。"

正如大家预期的那样，最常见的成瘾物质是**咖啡因**，约**80%的青少年摄入过咖啡因**。

兰德公司高级行为与社会科学家温迪·特罗克塞尔（Wendy Troxel）告诉我："咖啡因是最好的兴奋剂。"她称咖啡因为一种"补偿策略"，但是她认为，咖啡因更适合那些因工作原因无法获得充足睡眠的人，而不是青少年。

"因工作需要而出现睡眠剥夺的人，可以借助咖啡因提高工作表现，弥补睡眠不足，"特罗克塞尔说，"比如急诊室大夫、夜班工人或者军人……但是身体健康的青少年确实不应该与咖啡因相伴。"

咖啡因通过暂时阻断大脑中的腺苷（一种使人感到困意的物质）受体，来缓解困倦。然而，美国陆军环境医学研究所的研究心理学家哈里斯·利伯曼（Harris Lieberman）解释道，由于咖啡因会过度刺激同一部分受体，过度摄入咖啡因会使人焦虑不安，适得其反。

做了大量咖啡因研究的利伯曼说："一开始，咖啡因会使你更加清醒，产生理想的行为效果，但是随着摄入量增长，你最终会进入一种过度兴奋的状态。"

另一个隐患为：摄入咖啡因过多或者过晚，夜间会出现入睡困难。

显然，这会产生恶性循环：用咖啡因推迟睡眠时间，睡眠量减少，导致第二天十分困倦，可能摄入更多的咖啡因。

2018年发表的一项研究发现，青少年摄入能量饮料的首要原因，就是弥补睡眠不足，这点不足为奇。

利伯曼指出，咖啡因成为长期应对策略，这种情况才令人担心。"咖啡因不应该成为睡眠的替代品。咖啡因是睡眠不足时的工具。"

那么，青少年摄入多少咖啡因比较合适呢？利伯曼建议的摄入量是每天100毫克以内，相当于一杯8盎司的咖啡的咖啡因含量。更贴近青少年的可能是，一小杯能量饮料一般的咖啡因含量。

但是，很多能量饮料的咖啡因含量远远超标，特别是大杯装能量饮料。多数能量饮料被列为膳食补充剂，与被归为饮料类的软饮料不同，由美国食品和药物管理局监管。这一差异十分关键。不同于软饮料，**能量饮料中的咖啡因含量没有上限**（按体积或者分量计算）。

关于能量饮料，还有另一个令人忧心之处。能量饮料通常与酒类共饮。一项针对美国大学生的研究表明，十分之一的学生在过去两周内，有过至少一次混合饮用能量饮料与酒类的经历。而二者混合后药效强劲，会使人感到"醉酒却格外清醒"。

谈到帮助青少年应对睡眠缺失的兴奋剂，"这是滑坡谬误，"特罗克塞尔说，"有些东西能够使你保持清醒，有些则有助于睡眠。随着药量增强，就会出现滑坡谬误，药物滥用风险急剧上升。"

她补充道，这些做法背后体现的心态，不是真正解决睡眠剥夺问题，而是应付了事。"'困了就喝点儿'是危险的想法，让我们的孩子们形成这样的思维体系也很危险。"

睡眠与饮食习惯

关于含有咖啡因的饮料，还有一点常被忽视：能量饮料、苏打水和带泡沫的咖啡往往含有大量的糖和卡路里。（比如，一杯超大杯焦糖星冰乐含有470卡路里和72克糖。）

这些饮料很有可能给睡眠不足的青少年带来肥胖风险。特罗克塞尔指出："摄入咖啡因的同时，糖分摄入也在增加，间接导致肥胖。"而直接关联也存在，她表示："睡眠不足会提高肥胖风险，尤其是对于儿童和青少年而言。"

研究表明，睡眠被剥夺时，人的饥饿感增强，更喜欢高脂肪的甜食。不仅青少年如此，人人都是这样。日本的一项实验表明，连续三个晚上每晚只睡5小时的青年人更偏爱甜食——研究人员指出，这相当于选择在一杯咖啡中额外添加1.5勺糖。一项针对美国青少年开展的研究也得出了类似结论。研究中，这些青少年被要求连续五个晚上每晚只睡6.5小时，他们不仅觉得糖和甜品更加诱人，而且吃掉的量也比平时多一半以上。

最终，研究人员发现，睡眠不足的青少年更容易超重。美国国立卫生研究院资助的一项研究表明，认为自己睡得最少的青少年（上学期间每天不到6小时）更容易肥胖。

研究人员指出，缺乏睡眠虽然只是导致肥胖的原因之一，但却极为重要。神经学家马修·沃克措辞更加激烈，他写道："普遍睡眠不足，极有可能是肥胖流行的关键推手。"美国疾病控制与预防中心2019年发布的《全国青少年危险行为调查》中的新数据显示，近三分之一的高中生超重或者肥胖——睡眠剥夺的后果不容忽视。

免疫力与疗愈

免疫力和身体健康等其他方面呢？睡眠也作用其中。没有充足的睡眠，伤口的愈合速度减慢。睡眠甚至和身体抵御疾病的能力都有关系。

在一项令人印象深刻的研究中，研究人员将含有鼻病毒（一种常见感冒病毒）的鼻部滴剂滴入睡眠不足的成年人的鼻子中。与没有经历睡眠剥夺的人相比，这些成年人更容易感冒。具体而言，接触病毒后，实验前一周每晚睡眠不足5小时的受试者，感冒的概率为45%，而每晚至少睡7小时的受试者感冒的概率仅为17%。

该研究的第一作者，睡眠研究员艾瑞克·普莱瑟（Aric Prather）在2015年发表研究结果时说："要预测研究对象的感冒概率，睡得少比其他任何因素都更重要。"

睡眠与疫苗

获得充足的睡眠也许是增强疫苗有效性的关键途径。2021年，加利福尼亚大学旧金山分校精神病学和行为科学副教授普莱瑟开展了一项研究，请一群健康的大一新生在接种标准流感疫苗前后坚持记录睡眠日志。结果表明，接种疫苗一个月及四个月后，学生体内（主要流感毒株）的抗体水平低下，与接种前两夜睡眠较少有关。研究结果显示，"睡眠也许对免疫系统作出有效反应至关重要"。

此外，值得注意的是：普莱瑟是最近的一项研究的首席研究员，该研究主要分析睡眠与其他变量对注射新冠疫苗长期反应的影响。（截至写作前，研究结果尚未公布。）

尽管如此，还是有很多睡眠不足的青少年，总觉得身体略有不适。很遗憾，这种感觉成为了一种常态。

"长期以来，我总是……觉得自己要感冒，"曾就读于帕洛阿尔托高中的泰勒·鲁伊斯·赵说，"我的身体已经习惯了不适感。"

我们并不希望青少年认为身体不适是正常现象，也不希望本章中提到的任何其他行为成为常态。也许，青少年的大脑喜欢寻求奖励和冒险，但是我们能够帮助孩子们抑制这种感觉，同时提高他们的免疫力，使孩子们更健康。

一切始于一夜安眠。

青少年睡眠启示

✓ 青少年的大脑喜欢刺激和带来快感的行为，而睡眠不足会使之强化。

☑ 人在青春期更容易上瘾。

☑ 摄入含咖啡因的饮料（包括能量饮料）和睡眠不足会形成恶性循环。

☑ 缺乏睡眠使人胃口大增，尤其想吃甜食。

☑ 充分休息能够提高免疫力和疗愈能力。

第六章　在学校"梦游"

听说上学早是一码事，亲身经历又是另一码事。2007年，当时的高二学生塞奇·斯耐德（Sage Snider）和他的三个朋友决定，为他们的媒体研究课拍摄《生活中的一天》纪录片，记录这段经历。

这是一部沉重的影片。镜头中，一队校车在黑暗中缓缓行驶，高中生拖着沉重的脚步走进主教学楼，教学楼内明亮的灯火同外面漆黑的天空形成鲜明对比。校长在影片中说："我们这个县的校车，早上6点前就要接到学生，送他们上高中。"

接下来，镜头进入几间教室，窥探学生们的第一堂课（从早晨7点17分开始）。在镜头前，无数学生瘫倒在桌子上，很快便睡着了。其中一个班在讲美国历史的大学先修课（Advanced Placement，简称AP课程），老师努力让学生保持清醒，但毫无作用——几个学生被老师突如其来的叫喊声吓了一跳，然后又直接把头低了下去。

塞奇说，这是常有的事，作为这个班级的一员，他自己也时常睡着。

全国各地的学生，都有类似的努力保持清醒的经历，并对此记忆犹新。

在宾夕法尼亚州，安娜贝尔·赵（Annabel Zhao）冲出家门，赶早晨7点开往拉德纳高中的校车。在路上她常用书包当枕头，小睡一会儿。

"我就是没办法像休息好以后那样轻松地掌握各种概念，"忆及在帕洛阿尔托的高中生活，加利福尼亚的泰勒·鲁伊斯·赵这样告诉我，"我觉得自己变傻了，也许我不配待在属于优等生的课堂里。"

斯坦福睡眠夏令营成立距今已逾45载。当年就有很多证据，支持学校推迟上课时间。有记录显示，这种做法不仅能够提高学生的成绩，还对学生其他在校行为有积极影响。

青少年可能迟到缺勤，也可能上课睡觉。或许，他们会装作听课的样子，但是，正如睡眠研究先驱玛丽·卡斯卡登写道："可他们的大脑却仍停留在家中的枕头上。"

教师的感受

给一屋子半睡半醒的学生讲课，可不是什么好事。"第一个小时，我绝对要费更多精力让学生融入课堂，"退休卫生老师帕西·埃尔克回忆起伊代纳高中调整上课时间前的情况时说道，"作为老师，你需要交流——双向互动。但除非我主动，否则他们什么都不会说。"

"事实上,"埃尔克说,"我在早晨7点30分的课上精神饱满,让有些学生十分反感。"

伊代纳高中调整上课时间后,"对我来说,最大的变化在于第一堂课,"埃尔克对我说,"学生们上课互动更积极了。"

2016年,西雅图罗斯福高中将上课时间推迟到8点45分。学校的生物老师辛迪·伽图尔(Cindy Jatul)也注意到了类似的变化。"早晨到学校以后,你明显觉得不一样了,"她说,"整体氛围更积极向上。"

曾是执业护士的伽图尔说,学生和家长的反馈也很积极。女儿进入青春期后,伽图尔也开始倡议推迟上课时间。"有些学生的心理健康得到改善,亲自向我表达感谢之情。"

调整上课时间后第一次开家长会,伽图尔邀请学生家长分享他们写下的评语。多数人这样写道:"这很棒——我的孩子们又懂事了,我们可以和平相处了。"

伽图尔的学生参与的一项研究,这样记录其中的原因:青少年获得了更多睡眠!

研究人员分别记录学生调整上课时间前后报告的睡眠量和客观睡眠量。调整之前的春季学期和调整之后的一年,都有数据记录。在此期间,在罗斯福高中及西雅图的另一所学校——富兰克林高中——选修生物课的高二学生,完成了睡眠日志与调查问卷。其中一部分学生佩戴腕式体动仪两周,记录自身的睡眠情况。该研究的联合作者,华盛顿大学生物学教授奥拉西奥·德拉·伊格雷西亚(Horacio de la Iglesia)指出:"这是一群新的孩子，但他们在同一所学校上同一门课。"

这些研究结果发表于2018年，表明学生上学期间，每晚额外睡了34分钟。

缩小教育公平的鸿沟

推迟上课时间，给西雅图的富兰克林高中带来的好处尤其多。这里88%的学生来自经济困难的家庭。

富兰克林高中出勤率上升，迟到率下降，德拉·伊格雷西亚称这种变化为"拉平效应"。7点50分上课时，富兰克林高中的缺勤率和迟到率都高于罗斯福高中。而上课时间推迟到8点45分后，两个学校的差距大大缩小。

西雅图的研究结果进一步证实，**推迟上课时间会影响教育公平**。

在一项颇具影响力的研究中，时任科尔比学院经济学访问副教授的芬利·爱德华兹（Finley Edwards），对北卡罗来纳韦克县中学的上课时间和学生表现做了评估。当地学校的上课时间在7点30分～8点15分之间（个别学校上课较晚，为8点45分，属于异常值）。他发现，上课时间晚的学校，学生的标准化测试分数更高，特别是数学成绩，家庭条件差的学生进步最大。

正如睡眠研究员洛伦·黑尔（Lauren Hale）和温迪·特罗克塞尔所写："良性的上课时间，不仅事关公共卫生，还涉及社会公平。"

这是因为，来自低收入家庭或者社区的青少年，睡眠往往不如他们的同龄人（第九章将会讲到），而且他们还可能面临其他障碍。同样面对过早上课睡不好的情况，这些孩子受到的影响更严重。然而，推迟早晨的上课时间，已被证实是一种缩小差距的有效途径。

出勤和迟到

西雅图富兰克林高中推迟上课时间和缺勤迟到现象减少之间的联系早有记载。第一批基于20世纪90年代末期的研究而改变上课时间的学校也有类似经历。

1997年，明尼阿波利斯的上课时间从早晨7点15分推迟至8点30分。明尼苏达大学的凯拉·瓦尔斯特龙首次开展纵向研究来衡量其影响。她发现，对高中有转学经历的学生而言（这些学生通常是由于个人原因转学；在高中一般的压力源之外，转学给学生带来更多压力），**上课时间较晚时，他们的出勤率更高**。

在纽约州格伦斯福尔斯市，当地高中上课时间从早晨7点45分改到8点30分后，**无故迟到率降低了20%**。

美国7个州的29所高中将上课时间延至8点30分或者更晚，研究人员发现，这些学校的**平均出勤率从90%上升至94%**。

困倦的孩子和逃学

长期旷课会严重影响学习，因此学生不来上课，问题很快就会变得严重。

此外，即使缺勤不是睡眠剥夺造成的，逃学法也不一定就能够解决问题，哪怕制定逃学法的本意是好的。

比如，在华盛顿州，如果学生一个月内无故旷课7次，或者一学年内旷课10次，学校就必须向未成年人法庭递交逃学诉状。

西雅图儿童医院的梅达·林恩·陈（Maida Lynn Chen）告诉我，她在睡眠中心的很多病人都是旷课的孩子。她说，他们必须接受旷课相关的教育，还要为缺勤来找她开病假条，这都会耗费更多时间，给他们的家人带来更大的压力。她说："我们试图改造过这些孩子，但几乎从未成功过。"

她记得，最初到西雅图公立高中的行政楼推广晚上课的理念时，她曾路过一间教室，看到里面正在进行旷课教育，其中有两个学生是她的病人。

事实上，往往是负责记录旷课的老师发现了这个现象，她说："老师们意识到，孩子们是因为白天太困了，才会旷课。"

上课睡觉，很难学得好

青少年获得更多睡眠后，会更清醒，也能做好学习准备。这不足为奇。

"要想直接学习《贝奥武夫》或者《麦克白》那样的文学作品,"高中教师莫娜·马德伦(Mona Madron)在塞奇·斯耐德拍摄的纪录片中说道,"你懂的,你必须头脑清醒才行,不然理解不了。"

青少年很难保持清醒的时候,就更不可能吸收信息、保持专注——研究中的术语是"持续性注意"。

青少年要想在昏昏欲睡时记住所学知识也很困难,《睡眠解决方案》(The Sleep Solution)一书的作者克里斯·温特(Chris Winter)告诉我,"快速眼动睡眠对巩固记忆非常重要,因为在这一阶段,记忆会变得更稳定,而非转瞬即逝。"

睡眠是如何影响学习的

卡斯卡登认为,睡眠剥夺主要从三个方面影响学习:

- 睡眠剥夺不利于获取新信息(学生在课堂上学习或者自己读书学习时)。

- 睡眠剥夺降低留存信息的可能(新获取的信息,在睡觉时得以巩固、稳定和强化)。

- 睡眠剥夺损害信息检索能力(学生回忆所学知识来延展概念、完成作业或者参加考试时,会用到这种能力)。

对成绩的影响

明尼苏达大学的凯拉·瓦尔斯特龙就睡眠与学术表现的关系开展了一项研究，研究覆盖面很广，数据源自科罗拉多州、明尼苏达州和怀俄明州8所学校的9000余名学生。

她发现，在参与研究的6个学区中，推迟上课时间后，5个学区内的学生核心课程成绩都有极大提高。

她总结道："证据表明，上学时间越晚，学生成绩越好。"

她表示，能够记录下这一现象，就是个转折点，因为这为跟进此事的学区负责人提供了他们需要的证据。"我接到过很多负责人打来的电话，"她告诉我，"在这份研究发表前，他们通常不在意其他积极影响，因为如果不能提高成绩，就无法说服校董作出改变。"

近日，华盛顿大学的德拉·伊格雷西亚在西雅图开展研究。该研究发现，上课时间调整后，学生的成绩上升了4%～5%。

"这是巨大的增量，"他说，"因为课程和老师都没变化。"

多动症和睡眠不足

1997—2016年这二十年间，确诊患有注意缺陷与多动障碍（Attention Deficit and Hyperactivity Disorder，ADHD）的美国青少年儿童数量急剧增长，4～7岁的孩子中约有10%患有ADHD。

ADHD患儿很难集中注意力完成任务，所以无法专注于学校的功课。纽约大学朗格尼哈森菲尔德儿童医院青少年儿童睡眠项目联合主任，阿格林达·巴罗尼（Argelinda Baroni）写道，这种注意力不集中包括"（因粗心而）犯错、难以保持注意力或者无法遵照指示行事、注意力分散、总做白日梦"。

重新审视这些问题时，你可能会注意到，**其中有些症状也会造成睡眠剥夺！**在2012年发表的一项研究中，加拿大教师使用ADHD筛查工具，给小学生的多种行为评级。这些孩子实际上都不是ADHD患儿，但有些孩子的睡眠比同龄人更充足。结果显示，睡眠最少的孩子，最有可能出现ADHD相关症状，包括认知问题和注意力分散。

此外，ADHD经常与睡眠问题相关。"50% ~ 70%的ADHD患儿存在某种形式的睡眠障碍。"巴罗尼告诉我，而睡眠障碍又会加剧他们的症状。

临床心理学家列乌特·格鲁伯（Reut Gruber）是注意行为与睡眠实验室的主任。该实验室位于蒙特利尔，隶属于道格拉斯心理健康大学研究所。2021年，她与同事在研究综述中写道，事实上，睡眠问题"发生在ADHD症状出现之前，可以作为预测ADHD的指标，并且是导致病症的一大原因"。

最后，巴罗尼说："用于治疗ADHD的药物通常属于兴奋剂，也会导致睡眠问题。"

最重要的是，睡眠剥夺和ADHD往往有着错综复杂的关系。两者相互促进。如果你的孩子患有ADHD，那就更有必要关注睡眠问题。如果你的孩子有类似ADHD的症状，或许你会想评估一下，睡眠是否作用其中。

毕业及前途

推迟上课时间，不仅能够提高出勤率和学习成绩，还能提高毕业率——这项预测未来成功的关键指标。

那些从不缺勤、迟到的孩子，不会错过太多课上的内容，而那些不用努力保持清醒的孩子，能够吸收更多所学的知识。

前文提到的一项研究，分析了29所高中晚上课对出勤产生的影响。在该研究中，研究人员还分析了毕业率。所有参与研究的高中，都将上课时间调整至8点30分及以后。调整前，平均毕业率为79%；调整两年后，这一数字跃升至88%。

在经济方面的影响

即便仅仅从经济角度来做决定，推迟上课时间也是有道理的。2015年，圣塔克拉拉大学的经济学副教授泰尼·夏皮罗（Teny Shapiro）分析了推迟上课时间的成本与益处。她发现，晚上课1小时带来的好处，相当于将班级规模缩减三分之一。

另一个重要的考量是：在有些州，学校经费和出勤率挂钩。研究表明，晚上课可以提高出勤率，**这意味着学校能获得更多资金**。

毕业率上升和其他益处，能促使经济增长，还会带来长期回报。2017年，兰德公司发布了一项影响广泛的报告，温迪·特罗克塞尔任报告的联合作者。该报告预计，**将上课时间推迟到8**

点30分，能使美国经济在十年内增长830亿美元。预期的经济增长基于两个方面：一是学习成绩和毕业率提升后，对未来经济收入的影响；二是车祸减少后，产生的相关经济益处。与交通等推迟上课时间带来的短期成本相比，这些收益很可能高得多（详见第十四章）。

当然，这不只是考试成绩或钱的问题。即使睡眠被剥夺，青少年或许也能考出好成绩，最终获得成功。但正如前几章讲到的，这会对个人造成伤害。

在加利福尼亚州，研究人员对一群高中生开展研究，以确定最有利于提高学习成绩和保护心理健康的睡眠量。研究结果颇为显著。学生需要7 ~ 7.5小时的睡眠，来实现最佳学术表现。**但是，那些能多睡一个多小时（睡眠量为8小时45分钟~ 9小时）的学生，遇到情绪低落、个人价值感低、焦虑、抑郁等心理健康问题的可能性最低。**（注意：研究者指出，虽然参与研究的青少年均为墨西哥裔美国人，但是研究结果也能与其他更广泛的研究相呼应。无论如何，这些结果能使我们清醒地意识到睡眠对心理健康产生的影响。）

早就该推迟上课时间了

以我们现在对青少年睡眠的了解——大量证据表明，推迟上课时间是管用的——显然，青少年不应该天刚亮就上学。

而学校出于各种各样的原因——通常是后勤安排——不做

出改变时，受到影响的是青少年。1999 年，《纽约时报》捕捉到了 15 岁伊丽莎白的眼泪。这个来自纽约州韦斯特切斯特郡的小姑娘，刚刚得知推迟上课时间的提案被否决，所以她不得不继续在 7 点 15 分到校上课。

"为什么会这样？"她问妈妈，"这里的人都不喜欢孩子吗？"

青少年睡眠启示

✓ 青少年如果缺乏睡眠，学习能力将会下降。

✓ 学校推迟上课时间后，青少年能获得更多睡眠。

✓ 推迟上课时间的其他好处：成绩和毕业率提升，缺勤和迟到现象减少。

✓ 推迟上课时间，有助于缩小教育公平差距，带来经济效益。

✓ 睡眠剥夺与 ADHD 往往是密切相关的。

第七章　睡眠与运动

安德烈·伊戈达拉（Andre Iguodala）加入美国职业篮球联赛（National Basketball Association，NBA）已有十年。这十年来，他始终保持着在亚利桑那大学读本科时养成的睡眠习惯。每天晚上，他都熬夜打电子游戏到凌晨三四点。早晨起床训练，下午再挤出时间补个小长觉。

2020年，他在"时代100健康峰会"上说："大概是我加入NBA后的第十年或者第十一年时，我说，'嘿，我得改一改这个习惯了。'"

2013年加入金州勇士队的伊戈达拉，找到加利福尼亚大学洛杉矶分校人类表现中心的谢利·马（Cheri Mah），想彻底改变睡眠习惯。

谢利·马在2020年的峰会上说："我们全面分析了安德烈的睡眠情况。"他们不仅要重新评估他的睡眠时间，还要评估睡眠时长（通常小于6小时），以及他的日常习惯——从睡眠环境到咖啡因摄入等各方面的情况。

即便对于一名出类拔萃的运动员而言，睡眠情况改变后的成果也是令人震惊的：他投进的三分球数量增加了一倍多，每分钟得分率提高29%，罚球命中率提高9%。

他本人说："我第一次看到改变后的成果时，'哇'地叫了出来。"

但改变不止于此，他说："睡了一宿好觉后，我真的能记住那些比赛了，记忆力比睡得不好的时候强多了。"

睡眠是一种竞争优势

伊戈达拉也许是谢利·马改变睡眠情况成效最显著的客户，在过去十多年里，谢利·马曾与来自NBA、国家橄榄球联盟（National Football League，NFL）、国家冰球联盟（National Hockey League，NHL）和职业棒球大联盟（Major League Baseball，MLB）的运动员和球队合作。她看到，越来越多的人开始关注睡眠，并以此提高运动表现。

她对我说："看看过去十年人们思想的变化，真的很有意思。"

2011年，谢利·马对斯坦福大学的篮球运动员开展研究，这些运动员的睡眠改善后，比赛表现提升很多。该项研究推动了变革。

作为研究的一部分，运动员计划每晚至少睡10小时，他们的目标是，使每晚睡眠量超过基准线平均值（不到7小时）。他们的睡眠不仅接近每晚8.5小时，而且在球场上的得分情况也令人印象深刻：罚球命中率和三分球命中率都提高了9%，冲刺速度也加快了。

谢利·马说："睡眠不足时，即便是像伊戈达拉这样'出类拔萃的'运动员，也不在最佳状态。"

《休息的孩子》（*The Rested Child*）一书的作者，神经学家克里斯·温特，向职业运动员和高中运动员提建议时，分享了相似的信息，他常常引用谢利·马的研究结果，来说明最优睡眠的潜在影响。

"我共事过很多优秀的球队，我会回看他们最近20场比赛并分析比赛成绩，"他对我说，"一方面是看数据本身，另一方面是看三分球和罚球命中率提高9%以后的情况。令人难以置信的是，球队能多赢那么多次。"

在另一项颇有影响力的研究中，研究人员分析了NBA球员使用社交软件的时间，主要关注那些在比赛前一晚11点以后使用社交软件的人。研究人员发现，熬夜后（使用的时间就是证据），球员的表现通常不如其他场次的比赛，比如，投篮数更少。

温特在对MLB球员做的研究中发现，睡眠与球员在联盟的效力时长密切相关：初入联盟困倦程度最高的球员，在效力三年后，仍留在联盟的可能性最小。

2013年公布结果时，温特说："两者关系明显至此，我们感到很震惊。"

"这些年，我看到的情况都是这样。"温特告诉我，把睡眠当作第一要务的运动员，他们获得的成功"更加经久不衰"。

谢利·马和温特都将睡眠视作高中运动员发展的基础。

正如温特所说："我向你保证，如果你从九年级或者十年级开始，真的把睡眠放在第一位，一两年后，你将脱胎换骨，变成一个全新的运动员。"

获得入选资格

各州选拔运动员时，关于学习成绩的标准虽然各不相同，但是普遍会给运动员划定最低分数线。例如，在加利福尼亚州和佛罗里达州，绩点（GPA）最低标准为2.0；在得克萨斯州，学生所有课程的成绩必须都在70分及以上。对于学习成绩不够好的学生，获得充足睡眠有助于提高成绩（详见上一章）。

运动员犯困易受伤

当然，在现实生活中，大部分高中运动员就算想获得最佳睡眠量，也无能为力。谢利·马说："孩子们的时间表排得太满，睡眠常被忽视和牺牲。"

洛杉矶儿童医院儿童骨科中心主治医生比安卡·爱迪生（Bianca Edison）表示，缺乏睡眠对身体协调性、反应速度等方面的影响，是导致受伤的"危险因素"。

2014年，洛杉矶儿童医院参与了一项研究，追踪洛杉矶私立中学运动员的睡眠和运动情况。睡眠少于8小时（最低推荐值）的学生中，有65%受过伤，而在睡眠情况更好的学生中，受伤率只有31%。

一旦运动员受伤，会带来一系列问题，比如因伤无法比赛、产生医疗费用、增加后续受伤风险。

2018—2019学年，估计有130万人在高中体育运动中受伤。（该数值基于美国具有代表性的高中样本估算得出，数据来自美国高中运动相关损伤监测系统。）这些损伤包括拉伤扭伤、脑震荡、手腕骨折等。超过三分之一的损伤会导致运动员1 ~ 3周内无法参赛，近四分之一的损伤所需休养时间更长。

脑震荡

2018—2019学年，在美国高中运动相关损伤监测系统收集到的高中体育运动损伤中，有近20%的损伤都是脑震荡。相当于**有超过2.45万的脑震荡病例！**

哪些运动最容易导致脑震荡？

足球虽然位列榜首（基于从2013—2014学年至2017—2018学年的数据），但运动导致的脑震荡也不全是足球运动引起的。在7项最容易导致脑震荡的运动中，有3项是女子运动：

- 男子橄榄球

- 女子足球
- 男子冰球
- 男子棍网球
- 女子篮球
- 男子摔跤
- 女子棍网球

研究者称，该研究涵盖20项运动，包括田径、啦啦操、游泳等。在这些运动的参与者中，都有得过脑震荡的人。

亚利桑那大学睡眠与健康研究中心主任迈克尔·格兰德纳（Michael Grandner）写道："睡眠和运动导致的脑震荡存在双向关系。"

首先，睡眠不好会增加患脑震荡的风险。2019年，格兰德纳和他人合作开展研究。他们发现，美国大学生体育协会一级运动员中，白天最困的运动员或者在过去一个月内至少出现两次临床中重度失眠的运动员，因运动患脑震荡的风险更高。

其次，脑震荡会降低睡眠质量。"很多事情都被打乱节奏，慢慢地，他们的睡眠也出现了困难，"格兰德纳对我说，"脑震荡导致睡眠问题的途径多种多样，"其中就包括日间困倦和失眠。"

最后，也是青少年患脑震荡后不应过早恢复运动的最重要的原因是：初次脑震荡症状尚未减退时，如果恢复运动，可能会有二次脑震荡的风险，这会带来灾难性的后果。所以，在华盛顿扎克里·吕斯泰特法案（the Zackery Lystedt Law）的推动下，美国各个州都通过了脑震荡恢复运动法。扎克里·吕斯泰特是一名遭受此种伤害，并最终落下终身残疾的青少年。

睡眠与身体恢复的关系

从伤口愈合和身体恢复的角度来看，睡眠发挥着重要的作用。睡眠是生长激素分泌的过程，而生长激素对身体的恢复与生长至关重要。

另一点也很重要：睡觉时，我们的免疫系统开始工作。格兰德纳说："当我们谈到再生、修护和康复，以及细胞的生命周期时，免疫系统在后台始终参与其中。"他解释道："不是单靠睡眠就能'增长肌肉、清理体内垃圾'。睡眠是身体正常运转的'大背景'。"

"如果你没有得到适当的睡眠，"他补充说，"这个系统就不能正常工作。"

伤病康复

洛杉矶儿童医院的爱迪生对我说，受伤也能"使人更焦虑"，特别是对那些以成为运动员为己业的孩子而言。

即便那些孩子可能迫不及待地想要重返赛场，她也敦促他们，给自己留出充足的休息和睡眠时间。

她说："高中生这样的大孩子，往往倾向于在推荐的8～10小时睡眠中选择低值。他们应该瞄准'最高值'，把目标定在9小时，而不是8小时。"

爱迪生解释道："青少年睡不够时，肌肉就无法获得充足的时间来储存糖原，而糖原是人体获取能量的最快来源。人体的疲劳水平和糖原损耗有关，糖原损耗会影响人体以最好状态、最高强度运转。"

爱迪生指出，提高青少年伤后康复期间的糖原储备更加重要。"当你准备好去做所有那些高强度运动时，只要疲劳水平处于合理区间，身体就不会因过度劳累而再次受伤。但是如果你的肌肉力量和稳定性不在最高点，"她说，"你可能会再受伤。"

训练后的恢复

对青少年运动员来说，来自教练和同龄人的压力可以说非常大，但是给自己留出足够的休息和恢复时间也很重要。

格兰德纳解释说："你的身体在休息时，不仅要恢复，还要恢复得比之前更好。"

这意味着，事前要做计划，好好睡觉，高强度训练后要让身体休养生息。

爱迪生解释道："如果你正在做很难的举重训练或者爆发式训练，你的肌肉会轻微撕裂，训练后适当休息，你的身体才能

'重塑，变得更强健'。"但是如果得不到足够的睡眠来恢复身体，运动员肌肉中那些微小的伤口就会继续撕裂，增加进一步拉伤的风险。

为了帮助青少年获得更多睡眠，一些学校甚至采取限制夜间体育训练和比赛的措施。2016年，缅因州的比迪福德高中，禁止学生在上学前和深夜进行训练。

但实际上，很多青少年运动员的时间表中还是常常出现夜间训练和比赛。逐步减少日常训练安排会有帮助，但或许，你应该重新评估你家孩子的整体安排。是不是在学校的体育联盟之外，他们还参加了俱乐部的体育活动？是不是在一个运动赛季结束后，他们立刻要进入另一个赛季（往往还有重合期）？

加利福尼亚大学洛杉矶分校临床科学家谢利·马给高中运动员的建议是，想办法好好睡觉，务必认真对待睡眠问题。"我认为，越早采取这种策略，对他们的长期发展越有益。"

青少年运动员的睡眠策略

这些听起来可能容易让人气馁，但哪怕是逐步改善睡眠也能带来转变。谢利·马说："积少成多。"

她将睡眠最重要的三个方面做了如下描述：

1. 时长：即便只比上周多睡了半个小时，也管用！
2. 质量：找一种可行的方式，比如利用科技手段，把晚上的时钟调快，或者建立睡眠仪式。(更多内容，请见第十一章。)

3. 时间安排：如果你通常的入睡时间很不稳定，前后相差几个小时，那么你可以尝试缩小差距，尽量在同一时间入睡。

青少年睡眠启示

☑ 睡眠能够提升运动表现。

☑ 即便是很小的睡眠改善，也能带来转变。

☑ 睡眠与学习成绩相关，所以保证足够的睡眠，能帮运动员获得入选资格。

☑ 睡眠不足的运动员更容易受伤。

☑ 睡眠对伤后康复和高强度训练后的恢复都至关重要。

☑ 患上脑震荡后，请给自己的身体留出足够的时间来恢复（包括睡眠时间）。如果忽视这一点，可能对青少年产生长远影响，比如引发二次脑震荡。

第八章 青年与疲劳驾驶

2015年6月1日放学后，16岁的乔治·辛克莱（George Sinclair）准备打个盹儿。他在圣迭戈的圣奥古斯丁高中上学。前一天，他熬夜复习准备期末考试，几乎一夜没睡，所以感到筋疲力尽。

但是醒来后，他发现自己不是躺在床上，而是坐在他的皮卡前排座椅上，差一点被栅栏刺穿。原来，辛克莱在驾驶途中睡着了，卡车冲出马路，撞到了路旁的木栅栏上。卡车滑动时，辛克莱身体的位置刚好变了，所以尽管那根木头刺穿了挡风玻璃和方向盘，最终却停在了辛克莱的腋下。

疲劳驾驶的范畴

辛克莱能够躲过一劫，实属侥幸，但是此次事故的原因——疲劳驾驶，却并不是什么新鲜的事情。

2017 年，美国国家公路交通安全管理局发布报告《睡在方向盘上》。报告指出，在所有交通事故中，约 7% 的事故是由疲劳驾驶引起的；在致人死亡的交通事故中，约 16.5% 的事故是由疲劳驾驶引起的。在 2016 年，约有 6000 人死于疲劳驾驶导致的交通事故。报告还指出，一些研究人员认为，这一数字远被低估，实际死亡人数超过 8000 人。

确切的数字很难统计，因为各州的数据库并没有将疲劳驾驶导致的交通事故单独列出。疲劳驾驶的定性都是主观的：疲劳驾驶不像酒驾那样，有酒精测试仪可以进行现场测试。

相反，这完全依靠驾驶员、车上乘客或者其他目击者报告驾驶员存在疲劳驾驶，或是在驾驶途中睡着——这样的反馈并非总能收集到，特别是出现人员死亡的事故。

即便如此，2018 年一项对超过 3500 名驾驶员拍摄录像的研究显示，涉及疲劳驾驶的交通事故占总数的近 10%。

研究中的录像，是用车载摄像头在几个月内收集到的。研究人员分析了事故发生前 3 分钟的录像——以每秒 15 帧的速度截取——从而测算驾驶员睁眼和闭眼的时间比。

研究的联合作者，美国汽车协会交通安全基金会的高级研究员，布莱恩·泰福特（Brian Tefft）告诉我："你自己在视频中就能看到，当人们睡着时，你能看到他们的眼皮缓缓垂下，"他解释道，"用类似这样的标准衡量时，我们发现，在所有的交通事故中，存在轻微至严重疲劳或困倦的比例在 10% 左右，甚至比例更大。"

泰福特将疲劳驾驶的影响比作酒后驾驶。他说："这样的比喻并不完美，但是我认为很贴切。"

泰福特的另一项研究援引了美国交通部的数据。他发现，事故前夜睡眠不足4小时的驾驶员与血液酒精浓度为0.12%的驾驶员发生交通事故的风险大致相当，而0.12%的血液酒精浓度远超美国法律规定的0.08%。

睡眠达到4 ~ 5小时的驾驶员出事故的风险，大致相当于血液酒精浓度为0.05%的驾驶员，这对驾驶员的身体仍然有很大程度的损伤。泰福特指出，犹他州及世界上除美国外的大部分发达国家，都将酒驾标准设定在酒精浓度为0.05%或者0.05%以下。

然而，与酒驾不同，疲劳驾驶的风险并不总是那么容易被发现或者注意到。他指出："疲劳驾驶并不会像酒驾一样，让人一开始就产生耻辱感。"

更令人担忧的是，疲劳的摩托车手，即便知道自己不够清醒，也还是会驾驶摩托车。摩托车手疲劳驾驶的可能性高于酒后驾驶。美国汽车协会交通安全基金会2020年发布的一项报告显示，24%的受访者称，在过去30天内，自己至少有一次驾驶摩托车时"疲惫不堪，连眼睛都睁不开！"另一个令人感到不安的数据是：10%的受访者称，自己至少有一次驾驶摩托车时"认为自己的饮酒量超过了法律限制"。

为什么这种现象如此普遍？除了泰福特观察到的耻辱感水平，还有一个现实原因很可能是，与酒驾相比，驾驶员很少担心因疲劳驾驶而被叫到路边停车（数据来自同一研究）。也可能驾驶员只是高估了自身保持专注和清醒的能力，即便知道自己疲惫不堪，也选择继续驾车。

即便没有边开车边打瞌睡，疲劳也会通过很多方式悄然而至。

驾驶员需要具备瞬间作出决定和反应的能力，而困倦会削弱这两种能力。 即使只有轻微的睡眠受损，也会带来严重后果：在援引美国交通部数据的分析报告中，泰福特发现，睡眠量为5～6小时的驾驶员，更易于受"单纯注意力不集中"的影响。所有驾驶员偶尔都会有这种经历，比如没注意交通信号灯，或者误判了过马路所需的时间。

"他们犯的这些错误，我们所有人都一直在犯，"泰福特说，"只不过他们犯错的频率更高。"

"比注意力不集中更严重的是所谓的'微睡眠'，这种睡眠可能持续不到一秒钟，但是后果十分严重。不仅车辆还在继续行驶，而且交通状况可能发生很大改变，"泰福特说，"算上驾驶员重新判断路况的时间，其反应速度进一步减慢。"

还有彻底睡着的情况，这意味着驾驶员完全不能作出反应。"无论如何，"泰福特说，"你已经放弃了对车辆的控制。"

泰福特发现，交通事故中睡眠不足4小时的驾驶员，报告开车时睡着的可能性更大。驾驶员严重睡眠受损，车辆失去控制或者出现矫枉过正（比如，为了纠正偏离正常行驶方向的车辆而过度打方向盘）的可能性更大，这表明驾驶员出现过"微睡眠"现象，并正在努力清醒过来。

每隔几年，新闻头条上就会出现疲劳驾驶导致的重大交通事故。比如，2014年，一辆卡车撞上演员崔西·摩根（Tracy

Morgan）的豪车。但要控制疲劳驾驶，尤其是控制私家车驾驶员的疲劳驾驶问题，仍然是一个持续的挑战。

迄今为止，美国只有阿肯色和新泽西两个州颁布了疲劳驾驶的相关法律。新泽西州的法律于2003年出台，开美国此类法律之先河。该法律被命名为麦吉法，以纪念1997年死于疲劳驾驶引发的车祸的大学生，肇事司机在事发前连续30小时未曾睡觉。

青年驾驶本就危险

即便不缺觉，青年驾驶员驾驶机动车也很危险。他们比其他年龄段的人群更容易出事故，尤其是拿到驾照的第一个月，风险最高。（"青年驾驶员"一词在本书的"介绍"中已进行定义。）

事实上，美国疾病控制与预防中心的数据显示，2018年，车辆交通事故是导致15～24岁年轻人伤亡的主要原因。同年，有4492人死于青年驾驶员（美国国家公路交通安全管理局将青年驾驶员定义为20岁以下）造成的事故：包括青年自己、车上乘客和那些被他们撞到的人。也是这一年，美国国家公路交通安全管理局的数据显示，约有19.9万青年驾驶员在交通事故中受伤。

这是多种因素导致的。

首先，青年驾驶员不如资深驾驶员有经验。美国大多数州要求青年在获取驾照前，需要具备50小时有人陪同的驾驶经历。然而，在没有成年人监护的情况下开车，情况完全不同。有些州甚至根本不要求陪同驾驶。

作为新手驾驶员，青年既无法分辨各种各样的情况，也不知道如何快速恰当地应对。比如，在黄灯亮起后估计通过十字路口的所需时间，或决定是应该刹车还是转向才能避免撞到松鼠。

他们开车时还有可能分心。据2020年美国汽车协会交通安全基金会发布的数据显示，超过三分之一的青年驾驶员称，在过去三十天，他们至少有一次在开车时发短信。有将近三分之一的人承认，在同一时段内，他们至少闯过一次红灯！

青年在驾驶或者乘坐机动车时，还有可能不系安全带。如我们在前几章所见，在大脑的作用下，青年常常缺乏判断力，还喜欢冒险，这些行为就是例子。

青春期的大脑重建，意味着青年开始变得冲动，不断寻求奖励，但是他们的执行能力很落后。青年驾驶车辆飞速前进，此时他们所做的决定，都基于尚未发育成熟的前额皮质，而他们驾驶的机动车重量达到了3000磅，甚至更重。

幸运的是，目前美国每个州都有分级驾驶执照要求，来对抗青年驾驶的风险。虽然具体条款有出入，但多数州都要求青年在有人陪同的前提下，驾驶满特定的时长，才能获得驾照，并限制青年搭载未成年人和深夜驾驶。发给青年的是限制性驾照，上面注明了这些条件，通常青年在18岁前不能申请无限制驾照。

除了给青年在最爱冒险的年纪设下这些限制，分级驾驶执照要求还有助于确保青年在有人监督的情况下，获得足够的初始经验，使得日后他们单独驾驶时更加安全。

自20世纪90年代中期分级驾驶执照要求广泛施行以来，青年交通事故数量有效降低。但这些要求范围有限，并不能控制所有青年的危险行为。2013年的一项研究显示，青年在驾驶期间，出现过化妆、换衣服、换鞋，甚至做作业等行为！

青年疲劳驾驶的危险系数更高

那么，这样一群青年在疲惫不堪时驾车，会发生什么事呢？

显然，不会是什么好事。青年的大脑处理信息的速度本就不在最佳状态，睡眠被剥夺后，他们处理信息的速度甚至会进一步下降。

"对青年而言，缺乏睡眠真的会和缺乏经验相互作用，"泰福特说，"一个驾驶技术不成熟的年轻人，不熟悉路上可能出现的一些风险，他们不像经验丰富的资深驾驶员，能够像条件反射一样及时作出反应。"

研究人员也表明，随着青年睡眠的减少，发短信、发邮件或者不系安全带等危险的驾驶行为会增加。2018年《美国医学会杂志·儿科学》发表的研究显示，睡眠不足6小时的青年不系安全带的风险，是睡眠量至少在8小时的青年的3倍。

如前几章所述，缺乏睡眠的青年面对威胁时会更加冲动和易怒。青年遇到态度强硬的司机时，比如试图在他们前面插队的司机，情况也会更加糟糕。

此外，青年或许就是没办法判断自己的疲劳程度。澳大利亚的一项研究中发现，睡眠受限的青年，在完成需要保持专注的任务时，表现更加激进。即便是睡眠时间只要求达到7.5小时的青年（这对很多青年来说是正常的睡眠时间）也是如此，睡眠不足越严重的青年表现越差。青年可能会低估自己的困倦程度，所以对于驾驶这种需要注意力高度集中的活动，不论睡眠不足的程度如何，都会令人担忧。

那个险些被篱笆刺穿的圣迭戈青年乔治·辛克莱，就遇到了这样的事情。他知道自己很累，但因为当时开车回家的路程不长，所以便觉得自己能行。"如果你觉得自己快睡着了，靠边停车，"他第二天说，"给你的父母打电话，他们会来接你。"

为什么推迟上学时间有好处

分级驾驶执照要求实施之后，泰福特与其他专家将推迟学校上课时间视作下一个能真正减少青年交通事故的重大政策变化。

北卡罗来纳大学教堂山分校青年驾驶员研究中心名誉主任罗伯特·福斯（Robert Foss）在其职业生涯的大部分时间中都致力于驾驶安全研究，特别是青年驾驶安全。他指出，改变学校上课时间和青年车祸之间存在因果关系，因改变上课时间而减少的交通事故主要是在下午发生的。

他告诉我："基本上，减少青年外出驾驶的时间，就相当于减少了交通事故的数量。"

至于为什么是下午而不是清晨，泰福特指出，那是因为下午放学后，开车的人更多，所以车祸也就更多。

福斯在近期的一项研究中发现，北卡罗来纳州的福赛斯县将上课时间从7点30分改到8点45分以后，交通事故率下降了14%。发生在下午的交通事故时间变晚了，这是因为学校放学时间推迟了，但同时，交通事故的整体数量有所减少。

福斯说，这项研究只分析了16～17岁的青年在上学期间发生的交通事故（不包括暑假、其他假期和周末），以便更好地衡量调整上课时间带来的影响。

虽然具体内容各不相同，但是全美各地的众多研究都得出了类似的结论。

作为一项为期三年、涉及几个州的研究的一部分，明尼苏达大学教育研究先驱凯拉·瓦尔斯特龙，对怀俄明州杰克逊霍尔的青年交通事故率开展研究。她发现，2012年，当地高中上课时间从7点35分调整至8点55分以后，青年交通事故率竟然降低了70%。

瓦尔斯特龙称车祸率有了"显著"下降。她指出，怀俄明州杰克逊霍尔经济和民族的多样性，为对比城市和郊区学生的交通事故数据，提供了另一良好的例证。她说："尽管有人会认为这是富人区，但实际上，这里的很多学生都是当地酒店和滑雪度假区服务人员的子女。"

此外，她指出，杰克逊霍尔高中和另一所高中，都是其所在地方圆一百英里内唯一的高中，评估推迟上课时间的相关性变得更加容易。

另有研究分析在其他时间段上课的高中生出车祸的概率。2014年的一项研究，对比了弗吉尼亚州某县和邻近郡县学生驾驶员出现交通事故的概率，前者所在学校的上课时间为8点45分，后者为7点20分。在两年时间里，尽管这两个县的人口情况类似，但在上课时间早的地区，青少年的交通事故率更高（无成年人数据）。

福斯解释道："如果你正在试图减少交通事故，那么，你需要的是可以应用在很多人身上，并能够让他们的行为产生积极变化的政策。"

他认为，推迟学校的上课时间正是这样一种政策。"改变上课时间，"他总结道，"就能减少车祸。"

增强意识

疲劳驾驶一直都是美国汽车协会驾驶员教育课程的内容之一。该协会驾驶员培训项目的主管，威廉·万·塔赛尔（William Van Tassel）告诉我，最近该课程进行了拓展。新增加的内容有：让学员记录两周睡眠日志、参加"道路催眠"测试和其他对抗困倦的无效策略测试（如试图"撑着不睡"或者提高音乐音量）。其至还有一部分内容专门探讨睡眠的重要性，包括如何睡个好觉。美国汽车协会的另一项建议是：在驾驶途中适当休息。万·塔赛尔说："基本上每隔2小时或100分钟都要休息，看哪种休息频率更适合自己就选哪种。"如果驾驶员真的非常疲惫，最好的办法就是靠边停车，休息一下或者小睡一会儿。

来自田纳西州的青年驾驶员安全倡导者凯西·赖特（Kathi Wright）对这一建议表示赞同。2002年，她17岁的外甥凯尔·基尔（Kyle Kiihnl）走在家附近的人行道上时，被一辆冲上人行道的卡车撞倒。肇事司机是他在日耳曼敦休斯顿高中的同学，他在驾驶时睡着了。

基尔当场死亡。

赖特现在与田纳西州高速公路安全办公室等机构合作，在全州各地向青年群体介绍有关疲劳驾驶的问题。她先给当地的一所驾校打了电话，提出要给这些青年进行介绍。她说："交流很简短，只有15分钟。他们之前好像从未听说过我讲的这些事情，感到非常震撼。"

"最后，我总会提一个问题，'谁的朋友或家人遇到过疲劳驾驶导致的车祸吗？'总会有人举手。"

撞死赖特外甥的青年驾驶员并未饮酒或吸毒，但是车祸发生的时间是周末的晚上，他很晚还没有回家——这是一项已知的造成青年交通事故的风险因素（所以很多州现在限制青年夜间驾驶）。当时是凌晨2点，肇事司机刚和教会成员听完音乐会，准备回家。

赖特指出，通常在这个时间点，他应该在床上睡觉，然而此时他却在开车。

2013年《美国医学会杂志·儿科学》发表的一项研究显示，导致基尔死亡的这种发生在深夜且车辆冲出行驶道路的事故，更容易发生在周末青年睡眠不足时。该研究是在澳大利亚开展的，研究对象是刚取得驾照的年轻驾驶员。研究表明，周末夜间睡眠不足6小时的驾驶员，在晚上8点~早上6点之间发生交通事故的风险最高。

"夜间驾驶确实更困难，"泰福特观察后得出结论，"对任何人来说，夜间驾驶都比日间驾驶更危险，这不分年龄大小，但是对青年而言尤其危险。"

他说，青年夜间驾驶限制的落实情况"远非完美"，尽管如此，单靠减少青年驾驶员在危险系数最高的时段上路的相关法律，就已经产生了巨大影响。

赖特打算继续将疲劳驾驶问题和她外甥的死亡事件讲给更多人听，希望其他的家庭不要再经历这样的悲剧。她说："我们通过讲述他的故事来怀念他。"

青少年睡眠启示

✓ 疲劳驾驶很危险！不只是对青年，对所有驾驶员而言都很危险。

☑ 由于缺乏资深驾驶员的经验和判断力，青年在路上驾驶本就更危险。疲劳驾驶则使问题愈发严重。

☑ 撑着不睡或者低估风险，并不会降低危险性。

☑ 睡眠不足和出现"微睡眠"的驾驶员更容易出现判断失误、反应速度下降的情况。

☑ 有研究表明，推迟学校上课时间可以减少青年交通事故。

第九章 并非所有青少年的睡眠都一样：为什么性别、偏见和社会经济地位很重要

在这本书中，我们将青少年视作一个整体，其中包含初中生和高中生。

然而，青少年并不是完全统一的整体。任何人只要花一些时间和青少年或儿童相处，就会发现14岁的孩子和18岁的孩子截然不同。一般来讲，14岁的孩子需要的睡眠量应为推荐的8～10小时中的最高值，而大一些的孩子需要的睡眠量则较少。

除了年龄，还有大量影响睡眠的因素。正如我们在本章中将会看到的，有些青少年由于自身特点和所处环境，面临更大的风险。有的人往往同时面临多个问题，这些问题产生叠加效应，使情况愈发复杂。

形成对这些睡眠差异的认识是第一步，也是重要的一步。 如果你的孩子存在此处提及的任何问题，增加额外的睡眠时间，有时能够帮助解决睡眠不足的问题。另外，充足的睡眠是

一种缓冲，能促进身体恢复（正如本章后半段所说），认识到这一点也很重要。

睡眠中的性别差异

我们已经知道，处于青春期的孩子入睡时间会比较晚（如第一章所说），而女生比男生发生变化的时间更早。

除了睡眠时间的不同，男女生还有很多重大差异。有些差异是生理因素导致的，有些则源自其他原因。

这是个"悖论"，美国SRI国际公司（原斯坦福研究院）人类睡眠研究项目主任菲欧娜·贝克（Fiona Baker）告诉我。与同龄的男性相比，处于青春期的女生和成熟女性，夜间醒来的次数更少，深度睡眠和慢波睡眠更多，但是她们**也更容易失眠**。失眠从青春期就开始出现了。

贝克的实验室开展了大量基于生理性别差异的研究，分析月经等生殖活动是如何影响女性睡眠的。

贝克和她的同事在一项研究中发现，青春期的女生需要更长的时间才能入睡（入睡耗时过长是失眠的特征之一）。女生会睡着约30秒，然后醒来，再睡着，之后才进入真正的睡眠状态（或达到专业上称为"不间断睡眠"的状态）。男生也会经历相同的过程，但是总体上所需时间更短。

研究人员请青少年评估入睡前是否感到担忧、紧张，或有其他影响入睡的情况。女生出现的情绪干扰更为显著。

在美国SRI国际公司的另一项研究中，研究人员发现，睡前压力的大小会对睡眠产生不同的影响。该研究的第一作者，马西米利亚诺·德·赞博迪（Massimiliano de Zambotti）对我说，我们早已熟知，单是在实验室而不是自己的床上睡觉这一点，就会令人感到压力，所以技术人员可以衡量"首夜效应"。

男生和女生在实验第一夜醒来的次数和入睡所需的时长都会增加，但唯独女生睡眠期间心率增高。德·赞博迪说，这是失眠的另一特征。

"对女生而言，青春期过后，失眠的风险开始上升，"贝克解释道，"女生出现睡眠问题的风险更高，意味着她们会入睡困难，出现夜醒，无法再次入睡。女生遇到这些问题更加普遍。"

女生，特别是月经来潮早、痛经明显，或者有经前期综合征（Premenstrual Syndrome，PMS）的女生，她们的睡眠往往会受月经周期的影响。

你也许已经猜到，在贝克研究的年轻女性（年龄在18 ~ 30岁之间）中，那些痛经的人在经期睡眠更差。

青少年也是一样。高达93%的青春期女生，在经期会感觉到轻微至严重疼痛。一项研究对超过5000名已来月经的中国青春期女生展开调查，研究发现，四分之一的女生称自己有中度或重度痛经。此外，重度痛经还与失眠症状和睡眠质量差相关。

该研究还发现，11岁或11岁之前出现初潮的女生，在青春期早期发生失眠的可能性更高。（11岁来月经并不是特别早：美国卫生与公众服务部2020年的一项报告指出，美国约四分之一的女性在11岁已有月经来潮，约一半的女性在12岁前出现初潮。）

贝克等人在其他研究中发现，受情绪化等经前期综合征困扰的年轻女性，和其他无此症状的人相比，睡眠质量更差，她们在日间更容易困倦。这不足为奇，毕竟第四章已经介绍过，睡眠和情绪之间存在联系。

此外，经期的频率和时长也很重要。南非的一项研究发现，经期不规律的青春期女生比经期规律的同龄人睡眠更少。同时，在日本，睡眠不稳定的女大学生（通过比较周末和晚上的睡眠来衡量）更有可能出现严重的经期症状。

总体上，贝克认为，**月经相关问题对睡眠造成的影响没有得到应有的重视**。"有很多没有痛经，或是没有严重痛经的成熟女性和青春期女生也表示自己的睡眠发生了变化，"她说，"特别是来月经前和月经期间，生殖周期给睡眠带来了大量复杂的变化。"

网络压力

我们将在第十二章探讨科技（包括社交媒体）的问题，但在这里，也有必要指出，女生受科技因素的影响可能更大。

比如，女生在社交媒体上看到令人沮丧的事情时，可能会和朋友进行讨论，细细分析。"看看最广泛的性别差异，"临床心理学家丽莎·达穆尔（Lisa Damour）说，"沮丧时，男生的注意力常会分散，而女生则更有可能寻求他人的支持。"

"虽然情感沟通很重要，但是所有的对话实际上都无法解决问题，甚至还会使人感觉更糟，"《压力之下》（*Under Pressure*）与《解脱》（*Untangled*）的作者达穆尔说，"女孩遇事可能会反复琢磨，从而影响睡眠。"

此外，2021年发表的内部研究强调，使用社交媒体可能会使一些女生感到自卑。正如达沃拉·海特纳（Devorah Heitner）在《屏幕智慧》（*Screenwise*）中写道："社交媒体会引发自我怀疑，使人觉得被排挤，或产生容貌焦虑。"

最后，一定要指出，很多女生都遭受过网络暴力或骚扰。"国际计划"是一个倡导人道主义、维护女童权利的组织。当"国际计划"向22个国家的1.4万多名女童询问其网络经历时，他们发现有近60%的受访者曾遭到辱骂，或被带有侮辱性的语言攻击过。更糟糕的是，40%的人曾在网络上遇到过性暴力威胁。总共有将近40%的受访者称，对她们自己和她们认识的其他女孩来说，网络骚扰会造成心理压力和情感压力。

恋爱

即使是恋爱这样简单的行为也会扰乱睡眠——对女生来说尤其严重。在一项针对芬兰青少年的研究中，赫尔辛基大学睡眠项目研究员利萨·库拉（Liisa Kuula）发现，女生的总体睡眠时间和睡眠质量都更容易受到影响。

男生谈恋爱的比例更小，但是那些热恋中的男生睡眠受到的影响也不如女生严重（尽管他们比同龄人更抑郁焦虑）。

正如库拉和研究的联合作者写道的："恋爱对青春期女生的睡眠会造成进一步的影响。"

歧视

大量研究表明，睡眠差异往往源于歧视。2020年的一项研究发现，受到歧视的青少年夜间入睡更加困难，第二天更容易困倦。

最近，我和福特汉姆大学心理学系主任蒂芙尼·伊普进行了交谈。伊普花了大量时间研究歧视对青少年睡眠产生的影响。她发现，仍在探究自我的青少年似乎更容易受歧视影响。2020年，伊普和研究的联合作者写道："与已形成身份认同感的青少年相比，那些没有同群体建立密切关系的青少年，在遇到歧视时，其睡眠更容易受到影响。"

伊普告诉我："作为一个群体的成员，如果你对这个群体知之甚少，却因为自己的身份而被歧视，便格外容易受到伤害。"

相反，那些高度忠于群体的青少年，因为心中有归属感作为缓冲，被人歧视时，他们的睡眠便不会受到太大影响。

这并不是说，受人歧视不会造成任何影响。大量研究发现，歧视会导致长期的睡眠和心理健康问题。

阶段三的睡眠减少也与歧视有关，这不禁令人担忧。第一章已经讲过，阶段三属于深睡期，对保留和整合新信息至关重要。

充分休息有好处

如第四章所示，充足的睡眠，是青少年抵御歧视影响的情绪缓冲器。伊普告诉我："具体来讲，孩子们睡得更好，他们在第二天就能更好地处理受人歧视带来的压力。"

歧视如何影响睡眠

歧视对睡眠等健康问题造成的伤害复杂多样，人们对此开展了广泛持续的研究。然而，如果要高度概括这些研究，就有必要指出，歧视带来的伤害有短期的，也有长期的。

短期伤害

短期伤害包括在日常生活中受到的歧视，比如遭到公然骚扰、担心自己的人身安全，以及受到不同的轻微挑衅，包括流露出内心潜在态度的随口评论、细微动作和反应。这些"不易察觉的日常体验"或许不起眼，但其产生的影响却是日积月累的。

虽然研究主要关注的是成年人，但是最近有Meta分析发现，遇到歧视（包括被公然骚扰和轻微挑衅）的青少年更容易受到负面影响，因而出现抑郁症状和自卑等问题。与大孩子相比，年纪小的孩子问题更显著。作者指出，并不是年纪大的青少年遭到的歧视有所减少，他们只是愈发善于应对歧视了。

长期伤害

纽约大学副教授阿齐兹·塞夏斯（Azizi Seixas）解释道："歧视——即便只出现了一次，也是一种'严重的社会压力'，除了会产生直接影响，它还会造成长期伤害。"

他说，歧视能导致压力水平上升，使人持续处于高度警惕的状态，刺激交感神经系统作出急性应激反应。

歧视造成的伤害不仅源于个人经历，还会代代相传。塞夏斯说，这就是表观遗传因素。创伤可能会对几代人的健康带来长远影响。

换言之，青少年除了要应对日常生活中遇到的歧视，还要应对祖祖辈辈遭到的歧视。

"许多遗传或表观遗传的易感性和风险具有历史性，"塞夏斯说，"你从父辈继承的东西和传给子孙后代的东西，确实很重要。"

贫困和周边环境的影响

社会经济因素对青少年的睡眠影响很大。社会经济地位涵盖大量内容，比如家庭收入、父母受教育水平，以及家庭和社区环境。（注意：以下内容涉及部分因素，但绝非全面。）

贫困影响睡眠的方式是多种多样的。一项研究的作者指出，收入本身并不能改善睡眠，用收入买到的东西才能。

自1994年就开始研究青少年睡眠的马里兰洛约拉大学心理

学教授艾米·沃夫森（Amy Wolfson）说："首先，（家庭）社会经济地位低的孩子，往往居住的环境更为拥挤。"这些孩子家里人多，他们不仅要和多个兄弟姐妹共用一个房间，还要在家里忍受较大的噪声，孩子们难以保持连贯的睡眠模式。

沃夫森补充道，这些家庭还有可能被家长的工作安排打乱，特别是家长要倒班或者工作不稳定的时候。

饥饿

青少年还有更迫切的需求，比如饥饿。即便在2019年新冠疫情暴发前，也有240万美国家庭无法为子女提供"充足而有营养的食物"。更麻烦的是，21.3万家庭的孩子由于缺少粮食，要么忍饥挨饿，要么白天会少吃一顿或几顿饭。2020年，情况愈发糟糕，290万有孩子的家庭粮食不安全，32.2万家庭报告称，他们的孩子在忍受饥饿，有一顿或几顿饭吃不上。

饥饿也会损害睡眠。加利福尼亚大学旧金山分校儿科副教授杰森·永田（Jason Nagata）解释道："部分粮食不安全是指因为无法获得足够的食物而感到压力或者产生焦虑。"

2019年发布的一项研究中，永田和研究的联合作者发现，粮食不安全的年轻人（即在过去一年内因缺钱无法购买粮食而感到担忧的人）更难入睡，睡着后更容易醒。

饿着肚子睡觉，更难睡着。永田转述了他在另一个饥饿研究中发现的趣事：一名受访者称，白天自己忙忙碌碌，更容易忘记饥饿，但等到夜幕降临，饥饿就无法被忽视。

永田说，对于青少年而言，问题可能更严重，因为他们对卡路里和营养的需求更高。好动的青少年需要的甚至更多——美国农业部和美国卫生与公众服务部发布的《2020—2025膳食指南》显示，活泼好动的男生每天需要摄入3200卡路里。

贫困也会影响其他基本需求，比如住房。在最近的一项关于住房不安全如何影响睡眠的研究中，兰德公司的研究人员发现，没钱付房租或还月供的成年人，平均每晚睡眠时间比同龄人少22分钟。那些因为经济问题不得不搬家的人睡得更少。值得注意的是：所有参与调查的人，都在接受政府援助，在金钱方面本就有压力，导致他们缺乏睡眠，这些减少的睡眠量是在此基础上产生的。

其他周边环境因素

社区环境也是个问题，比如社区密度、噪声和整体安全状况。所有这些因素都会对睡眠产生各种各样的影响。石溪大学医学院教育、人口和预防医学副教授洛伦·黑尔说："我见到的所有研究都表明，社区条件和睡眠质量之间存在直接联系。"

首先，噪声会使人难以入睡，即使睡着了也容易醒。

研究人员认为，这仅仅是"社区问题"之一，"社区问题"还包括犯罪、安全，甚至邻里间的密切程度。最近，费城的一项研究发现，受访者所在社区的问题越严重（邻里关系不睦或者觉得未曾互相照顾），社区成员就越有可能出现失眠等睡眠问题，并且感到睡眠难以控制。

其次，佛罗里达州的另一项研究基于青少年在社区获得的安全感来分析他们的睡眠量。该研究的第一作者，佛罗里达国际大学的瑞恩·梅尔德伦告诉我，感到安全的青少年晚上更有可能睡至少7小时。（请注意，该研究中的衡量标准是7小时，仍旧比8～10小时的青少年推荐睡眠量低得多。）

最后，在分析社区问题时，有必要指出，历史上的贫穷也有影响。研究人员发现，在加利福尼亚州，生活在长期存在贫穷问题的社区（根据40年来美国人口普查数据得出）中的孩子，获得足够睡眠的可能性比其他地方的孩子低得多。研究的第一作者康纳·希恩（Connor Sheehan）目前是亚利桑那州立大学社会学的副教授，他告诉我："由于安全、噪声和获取粮食的途径等多种因素，一直处于贫困状态的社区对睡眠更不友好。"

总之，**有些青少年的睡眠剥夺比其他人更严重**。康涅狄格大学副教授瑞恩·沃森（Ryan Watson）告诉我，这些孩子除了要应对青春期的烦恼，还要承受额外的应激源。他们因压力太大而睡眠不足，但矛盾的是，睡眠是提高抗压能力的关键因素之一。

青少年睡眠启示

☑ 处于青春期的女生比男生更容易失眠。

☑ 月经周期和网络骚扰会影响睡眠。

☑ 遭受歧视的青少年通常比同龄人的睡眠差。

☑ 充足的睡眠为青少年提供了情绪缓冲，对受歧视的青少年尤其如此。

☑ 贫困和糟糕的社区环境会对睡眠产生负面影响。

☑ 要知道这些额外的因素都会损害青少年的睡眠。如果有可能，就请关注其他帮助青少年获得充足睡眠的方式（比如推迟上课时间）。

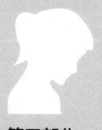

第三部分

如何帮助青少年获得更多睡眠

第十章　如何帮助青少年获得更多睡眠：日间因素

在很多情况下，青少年不得不向现实妥协，接受过早的上课时间。（我们将在第十三章和第十四章探讨如何作出改变。）

但是我们还应当考虑其他因素。无论是在不恰当的时间摄入咖啡因，还是通宵备考、熬夜网聊，青少年都有可能摧毁自己的睡眠，至少会让睡眠情况变得更糟糕。

幸运的是，有很多办法可以帮助青少年，也可以帮助我们拥有更健康、更优质的睡眠。在本章中，我们将讲到白天可以采取的措施，在第十一章，我们会介绍一些夜间的应对策略。

注意睡眠需求

在我们开始讲睡眠对策前，有必要重申基本前提：睡眠价值重大，必不可少，获得足够的睡眠很重要。

青少年和成年人睡得一样长，就够了吗？并非如此。我们在第一章已经讲过，青少年成年之前，每晚需要8～10小时的睡眠。

斯坦福大学睡眠专家拉斐尔·佩拉约说："孩子长成大人的模样，并不意味着他们的睡眠也和大人一样。"

他解释道，父母可能会在无意中通过另一种方式传递出适得其反的睡眠信息，这可以追溯到孩子的童年时期。很多父母将晚睡作为给小孩子的奖励，或者将早睡作为一种惩罚。

即便你家从未发生过这样的事（我承认，我曾出于各种原因同意孩子熬夜，在他们看来这就是奖励），你的孩子也可能会将熬夜视作独立的标志。或者，他们可能对8～10小时的推荐睡眠量不以为意，认为这适合其他青少年，但是自己少睡点没关系。

不要依赖手机的"贪睡"功能

我们先来看看，从闹钟响起时开始的一天。青少年在真正起床之前，经常会按下几次"贪睡"键，希望能再多睡会儿。

这对他们自己没有任何好处，因为他们额外获得的睡眠是碎片化的，无法促进体力恢复。

佩拉约告诉我，当闹钟响起时，人们往往处于快速眼动睡眠阶段。重新入睡后，要用部分时间作为过渡，才能回到快速眼动睡眠阶段。"你可以快速从阶段一过渡到快速眼动睡眠，"他说，"但是转变的过程是无法避免的。"

每当孩子按下"贪睡"键，这样的循环都会重复出现。如果想让那额外的10分钟或20分钟发挥作用，最好将闹钟调晚一些，不要打断快速眼动睡眠。

佩拉约总结道："用做梦的时间来交换非快速眼动睡眠的时间，我认为不可取。"

也许孩子按下"贪睡"键，只是因为他们养成了这样的习惯。但是他们最好将闹钟设在即将真正起床的时候，可以让自己在床上安静而清醒地躺几分钟。

当闹钟响第一遍时，孩子或许根本起不来。虽然闹钟声音大，最终能把人叫起来，但这对你的孩子和家里的其他人而言，并不是一件愉快的事情。

"晚上学"小组的兹博瑞恩·斯奈德还记得，她的小女儿上高中时用的闹钟"声音像爆炸一样"。"那声音听起来像空袭，"她告诉我，"我惊醒过来，以为真的发生了空袭，然后跳下床，跑着穿过走廊来到她的房间。"与此同时，即便闹钟在兹博瑞恩·斯奈德女儿的床上震个不停，女儿却还在酣睡。

有一个不那么刺耳的选择：带有内置灯的日出闹钟，内置灯会逐渐亮起，直到达到日光的强度，用光线唤醒你的孩子。

保持光线充足

不管用不用日出闹钟，青少年暴露在明亮的光线下都会感到更加清醒。

"我认为，清晨刚醒来时，光线明亮非常重要，"儿科睡眠心理学家丽莎·梅尔策（Lisa Meltzer）说，"这可以帮你清醒，让你的生物钟按时运转。"

她说，这很简单，打开窗帘和电灯就行。如果是隆冬时节（或者黎明前窗外还是一片漆黑），对极度困倦的青少年来说，光线疗法也许管用。虽然光线疗法在治疗季节性情绪失调（Seasonal Affective Disorder，SAD）方面应用更广，但它也能促使人在早晨清醒过来。

"对于昼夜节律问题严重的孩子，我们通常会推荐他们采用光线疗法，"梅尔策说，"但是实际上，开灯可能就管用。"

考虑改变日程

你也可以调整孩子早上的课程，或者进行变通。

西雅图儿童医院睡眠中心主任梅达·林恩·陈建议，鼓励孩子早上多给自己安排一些引人入胜的课程，上这些课不容易犯困。

她说，体育课也是个不错的选择，因为锻炼身体能够使人清醒。

要是第一节课是主科呢？如果你的孩子能自由选择具体课程的时间，请鼓励他们按照对课程的喜爱程度，以及白天何时最清醒（是早还是晚），进行安排。

2020年毕业于拉德纳高中的安娜贝尔·赵表示，第一节数学课能够帮助她保持专注，因为数学课节奏很快。她在下午

1～2点容易犯困。

有些学校的课程安排中还有自习时间，如果你家孩子有自习课，把自习课放在第一节也有帮助。

"看看运动员的训练时间，"睡眠流行病学家、密歇根大学神经学副教授加利特·里维·邓尼慈（Galit Levi Dunietz）说道，"如果有清晨或者深夜的训练，也应该好好考虑换个运动或者参加其他队伍。"

随着越来越多的学校意识到健康的上课时间的重要性，有些学校也开始扩大范围，调整课外活动的时间。如第七章所说，2016年，缅因州比迪福德高中的上课时间调整到8点30分，禁止在上学前和深夜进行训练。

还有另一个可供考虑的选项——网课。即使学校不提供网课，也应该看看学校是否接受网课成绩，计入毕业学分。（我是从另一位家长那里得知的。）我儿子上高中时，在得到认证的网络学院上了一门为期两个学期的课程，抵掉了艺术类的学分。这意味着，他高二时没有7点30分的课程，8点30分到校即可。由于该课程不是直播课程，无需同频观看，他可以按照自己的时间看网课并完成作业。

注意日程过满

学习只是青少年忙碌生活中的一部分。除了上课和写作业，大多数青少年还有课外活动和其他任务。显然，所有这些事情都需要花费时间，但是这些事情累积后产生的影响很容易被低估。

斯坦福大学教育研究生院下属的非营利组织"挑战成功"的联合创始人丹尼斯·波普说，规划工具能有所帮助。比如，该组织开发了一个饼状图（见附录一），青少年可以用其估计每天每项活动需要的时间。

波普还推荐了另一个工具：时间管理表（见附录二）。青少年可以把时间细化，在每一栏填上要做的事情，比如写作业和参加课外活动。这个表的基础是加利福尼亚州奥林达的米拉蒙特高中开发的一个表格。表格上给学生留出了空间，学生要填写完成每门课作业的预计时间，以及完成其他活动的时间。

波普指出，米拉蒙特高中和其他给学生提供这些工具的学校，通常会给出每门课预计的作业量。然而，青少年也能在与其他学生聊天的过程中简要获取这些信息。

通过使用类似的规划工具，青少年和家长可以清楚地认识到，各种各样的活动每周总共需要占用多少时间。波普说，在时间管理表上，每晚9小时的睡眠时间已经规划好了，因此不会被挤占。时间管理表和饼状图可以在"挑战成功"组织的网站上找到，在本书的附录中也有。

设定合理的期望值

孩子的课业负担重，课外活动多，多是一味地追求成功和想要考入"好"大学惹的祸。这些目标虽然可以激人上进，却也会使人疲惫不堪。

第四章介绍过的泰勒·鲁伊斯·赵称这种状态为"大学军备竞赛"。回顾自己的高中生活时，她说："我只记得自己肩负很多期望，有自己的，也有来自父母、老师和同学的，学校给的压力也很大。"

这些压力的来源多种多样，所以要开动脑筋，多管齐下解决问题。

"挑战成功"组织的波普说："**成功不仅是学习好、考试成绩高。**"她强调，那些想尽办法让孩子上名校的父母，无法帮助孩子"找到人生的意义"。她补充说："长期来看，你可以上很多所大学，也可以取得成功。"

波普引用了无数研究，其中的一些研究表明，除了家里的第一代大学生或者"一直被忽视"的学生，上名校对其他人而言，无法提高长期收入。

并没有研究表明，名校毕业生在职业生涯中投入更多，或满意度更高。"即便在哈佛大学上学，你也可能会偷懒，学到的知识有可能不如社区大学的学生多，"她说，"从未来幸福程度和就业满意度来讲，两者没有区别。"

波普补充道，父母应该重新评估对子女的期望值。"我们要一步步引领孩子向前。"

学生也会感到压力。"挑战成功"组织在2018年开展的调查显示，**高中生认为，他们最大的压力来源是每天要完成的任务。**

这甚至演变成了前拉德纳高中学生安娜贝尔·赵说的"恶性攀比"——跟别的学生抱怨自己睡得少，却发现别人睡得更少。"比一比'谁睡得最少？'"

这是有代价的。2020年的一项研究发现，在新加坡，青少年上学日平均每晚的学习时间为3小时，而他们的睡眠时间只有6.5小时（在该研究中，躺在床上便等同于睡眠）。其他数据更令人担忧：10%的受访者说，他们每晚要用5个小时写作业。那些学习时间长、在床上躺着的时间短的孩子，报告抑郁的几率更高。

该研究的作者总结道："减轻青少年课后作业负担，也许对他们的睡眠和心理健康都有好处，能够帮助他们平衡学习与生活。"

另外值得注意的一点是：该研究的作者指出，虽然新加坡与韩国、日本和中国一样，崇尚"勤学苦练的儒家文化"，奖励学术成就，但是在西方文化熏陶下的顶尖学校的学生，每晚花在作业上的时间也和前者差不多。

"挑战成功"组织的联合创始人波普看到的情况与之相吻合。"有的孩子一次要上七门大学先修课程，简直疯了，"她告诉我，"他们的课业量是大学生的两倍。但区别在于，高中生整天都在学校，而大学生两门课之间有大段空闲，不是每天都有课。"

为减轻学生课业负担和随之而来的压力，一些学校出台规定，限制晚间的作业，设置大学先修课程和荣誉课程的数量上限。位于加利福尼亚尔湾市的贝克曼高中，与"挑战成功"组织有合作。该校规定高一新生最多选修两门此类课程，往后每年可以多增加一门。

另一件事情也带来了变化：家长教师协会鼓励人们关注家庭作业的质量，而不是单纯地多留作业。该决议于2014年在加利福尼亚州家长教师协会通过，随后，全国家长教师协会也表示批准。这项决议使学生的作业量得到了广泛关注。

此外，还有一点也许能减轻青少年的压力：在新冠疫情的影响下，大学修改了入学申请流程。"我认为，2020年有近2000所高校不强制要求或完全不允许学生提交标准化测试成绩，"波普对我说，"未来三到五年，这些学校还将继续执行这样的规定。"（与加利福尼亚大学相似，将标准化测试永久排除在入学申请之外。）

她说："我认为，在大多数情况下，不强制要求或完全不允许学生提交标准化测试成绩的高校，在一段时间内会保持这些政策。我也更愿意看到这样的改变。"

她想告诉家长们："孩子们生活中的压力够大了。欣然接纳这样的改变吧，别再给孩子增加负担了。"

小睡的艺术

如果你的孩子感到精疲力竭，小睡一会儿能够有帮助。但是有几件事情要注意。

首先，务必要认识到，小睡是对夜间睡眠的补充，而不是替代品。

其次，时机很重要。

为什么要小睡？

兰德公司高级行为科学家温迪·特罗克塞尔说，需要规律的小睡，说明你晚上的睡眠不足。

她说，对长期睡眠不足的青少年而言，小睡是必要的应对策略，就像军人一样——这样的类比很贴切，可青少年不应该和战区军人一样疲惫。

特罗克塞尔说："前线战士的睡眠被剥夺，可能是出于军事目的，而我们的青少年和他们不同。"

实际上，美国陆军2020年卫生与健康手册表明，睡眠不足会使人的表现和身体健康水平下降。该手册不仅用一整章的篇幅谈睡眠，还鼓励士兵进行周期性的小睡，以此"恢复清醒状态，提高个人表现"。

一定要记住，小睡能够帮助补偿缺失的睡眠，却不能完全消除睡眠不足的影响。

在新加坡的一项关于睡眠不足的青少年调查中，研究人员以连续5晚每晚睡眠不足5小时的青少年为研究对象，评估小睡对其产生的影响。其中一组受试者，每天下午有机会睡1小时，而另一组有1小时的安静时间（在此期间，他们观看纪录片）。

两组人员白天都会完成几次简短的测试，用于评估他们的专注度、工作记忆和其他功能。小睡过的人比没有小睡的人注意力更集中，特别是随着时间的推移，差异更为显著。但是他们的表现仍然不如每晚可睡9小时的控制组青少年。

这给我们的启示有两点，一是最好能在夜间获得充足睡眠——这是自然；二是当夜间睡眠不足时，小睡可以产生弥补作用。

《睡眠解决方案》的作者克里斯·温特说："如果你前一晚睡得不够，那就睡一小觉。"

他补充道:"你可以控制休息,但无法控制睡眠。"

换言之,如果你睡不着,别有压力——精神紧张无法使人入睡(可能越急越睡不着)。休息一会儿也许不如真正睡着,但也能使人恢复体力,这不失为一种平静下来、放松心情的方式。

何时小睡?睡多久?

你也许已经猜到,小睡的时机很关键。

温特说,通常来讲,白天早点小睡,能够补充前一晚缺失的睡眠,而小睡时间太晚,当天晚上可能会睡不着。

"具体来讲,下午3点以后,最好不要让孩子小睡,"密歇根大学的加利特·里维·邓尼慈告诉我,"而且小睡时长不要超过30~45分钟。"如果超过了这个量,他们醒来后可能感到浑身无力。

温特指出,关于小睡,另一个令人忧心的问题是,小睡也许会破坏当晚的睡眠。

此外,**如果你家孩子形成了小睡的习惯,这种新的作息可能会自然而然地强化。**特罗克塞尔说,特别是小睡过长或过晚时,问题更严重,会形成恶性循环。

底线是什么?"如果你发现小睡会影响晚上入睡,"邓尼慈说,"那么你就不应该小睡。"

注意摄入咖啡因的时间

除了小睡,青少年通常依赖咖啡因来缓解疲劳。

这是有道理的：咖啡因相对便宜，甜甜的咖啡糖、苏打水和能量饮料中都含有咖啡因。正如第五章所说，咖啡因是很好的兴奋剂。

然而，问题在于，如果青少年摄入咖啡因的时间过晚，会使睡眠变得更差。美国陆军研究心理学家哈里斯·利伯曼将"过晚"定义为下午三四点以后。

这是因为，咖啡因会阻碍腺苷作用，而腺苷是人产生睡意的信号。直到咖啡因的作用消退，人们才会在腺苷的影响下想睡觉。腺苷一直在人体内，但它的作用却被咖啡因屏蔽了。

消耗咖啡因所需的时间出奇地长。在《我们为什么要睡觉》一书中，神经学家马修·沃克写道，咖啡因的半衰期大致是5 ~ 7小时，也就是说5 ~ 7小时后，仍有一半的咖啡因在你的体内。

这就是为什么第五章中指出，**咖啡因会造成恶性循环，使人在夜晚更难入睡，第二天更加困倦，从而摄入更多的咖啡因。**

咖啡因小睡

有一种咖啡因的用法很奇怪，这种用法违背直觉，但也许会管用——"咖啡因小睡"，即先喝些咖啡，然后立即小睡20分钟左右。（联邦铁路管理局赞助的网站甚至将这种方法推荐给铁路工人。）这种方法如果运用得合理，比如像前文提到的，在恰当的时机摄入咖啡因，也许是最高效的。短暂小睡可以恢复体力，然后等咖啡因起效，人就会变得非常清醒。但要记住的是，如果摄入时间太晚，咖啡因会增加夜间入睡难度。

多运动

鼓励你的孩子白天进行足量的体育锻炼。多运动有益健康，原因很多，其中就包括运动有利于睡眠。

这一点也有研究支持：比如，2019年就有一项研究，分析了青少年一周内的体育运动水平和睡眠情况的关系。

运动高于日常平均水平时，青少年睡得更早，睡眠时间更长。但是，当青少年运动水平低于平均值时，情况截然相反：他们睡得更晚，睡眠时间更短。这一点也适用于比同龄人更习惯久坐不动的青少年。

该研究测算的是青少年进行"中等至高强度体育锻炼"的时间。这一术语由美国卫生与公众服务部采用。散步、跑步、打篮球和有氧舞蹈等活动都包括在内。

斯坦福大学的佩拉约在《高质量睡眠法》（*How to Sleep*）一书中写道，体育锻炼促使大脑分泌更多激素，有利于恢复健康的睡眠。

运动能提高情绪，促进心理健康，这本身就对人有益。此外，运动还有可能改善睡眠。

顺便讲一下，单是比平常多活动一点，就能对睡眠产生积极的影响（如上文所示），美国卫生与公众服务部出台指南，呼吁学龄儿童和青少年每天至少进行1小时中等至高强度体育锻炼。但是很遗憾，美国疾病控制与预防中心2019年的《全国青少年风险行为调查》显示，只有不到四分之一的高中生达到锻炼要求。

请记住一点，在一天中的什么时候锻炼，可能很重要，也可能无关紧要。

谢利·马说："找到适合自己的时间。"她是加利福尼亚大学旧金山分校的临床医学科学家，也是众多体育队的睡眠顾问。她说："我有很多运动员客户甚至睡前都在运动，这是他们生活的一部分，因为他们的比赛时间总是很晚，但这些人的睡眠还是很好的。"

她指出，晚上锻炼后便难以入睡的青少年，应当尽量减少体育活动，或者把锻炼时间提前。如果这无法实现，就要确保这些青少年有一套睡眠仪式（我们将在下一章探讨睡眠仪式）。

青少年睡眠启示

- ☑ 不要按下"贪睡"键——这不是一个获得额外睡眠的好方法。

- ☑ 早晨先接触明亮的光线，能够使人变得清醒。

- ☑ 安排课程和活动时，别忘记考虑睡眠。

- ☑ 小睡和摄入咖啡因时要讲求策略。

- ☑ 白天多锻炼，晚上更容易入睡。

第十一章　其他帮助青少年获得更多睡眠的方法：夜间活动

孩子上床睡觉的时间固然重要，但也需要考虑其他因素。

以下提到的夜间对策，能够帮助青少年在晚上睡个好觉。（更多关于科技的信息，请见第十二章。）

安排学习时间

你的孩子会拖到最后一分钟，才开始写作业或者完成任务吗？这样做有很多的正当理由（比如作业太多），但结果往往是孩子们凌晨才去睡觉。

学校将提交电子版作业的截止时间定在深夜，也许这本身就是在鼓励熬夜：如果截止时间是晚上11点59分，那么青少年很可能会据此制定计划。

然而，拖到夜里最后一分钟才学习，效率并不高。

神经学家克里斯·温特指出："通宵熬夜最不利于记忆和算术。"

因为睡一宿好觉实际上能使知识牢牢地印在脑海中。正如马修·沃克在《我们为什么要睡觉》中所说，学习知识后睡个好觉，相当于为新创建的文件按下"保存"键。

在新加坡的一项研究中，研究人员请青少年对美国研究生入学考试（GRE）的词汇进行突击学习，并对他们记住的单词量进行评估。突击学习期间，青少年需要连续4天，每天学习5个新单词（总共20个单词）。在无需突击学习的时候，青少年每天在同一时段，学习并练习使用这20个单词（但总体学习时长不变）。

随后，研究人员提出了更为苛刻的要求，将青少年的睡眠限制在每晚5小时，并观察睡眠变化对记忆力产生的影响。

值得思考的是，按部就班地进行4天的学习和复习后，所有（包括睡眠不足的和充分休息的）青少年的表现大体相近。

但在突击学习时，他们的表现却截然不同：那些只睡了5小时的青少年，表现得远不如得到良好休息的青少年。

换言之，睡眠不足加上死记硬背，会形成双重打击。正如作者所言："学习方法不当，睡眠又不足时，尤其不利于记单词。"

研究结果显示，睡眠被剥夺的青少年**用几天时间来学习巩固新知识，比临时突击的效果更好**。（但无论如何，青少年睡5小时是绝对不够的！）

避免临时抱佛脚

"挑战成功"组织的丹尼斯·波普建议,父母应该陪孩子回顾各项作业,并帮助孩子将作业划分为几步来完成。她指出,在理想情况下,这件事情应该由老师来完成,比如规定哪天交初稿。如果学校没做到,父母来完成这项工作也是可以的。

最近,一项关于大学生的研究强调,学习期间睡得好是有好处的。研究人员请麻省理工学院化学入门课的学生佩戴智能手环一学期,以便了解他们这几个月的睡眠情况。

结果显示,仅仅在期中考试前一晚睡眠充足,并不足以改变什么。而那些考前一个月睡眠的质和量俱佳的学生,考试分数最高。

公布研究结果时,其中一位作者总结道:"学知识那几天的睡眠才是最关键的。"

要坚持

提到睡眠,保持良好的作息习惯,比周末补觉好得多。

一开始,连周末补觉这件事都难以实现。如果你家孩子一周平均每天晚上睡6小时,跟8～10小时推荐时长的下限相比,还要少2小时。如果要用周末补齐缺失的这10小时睡眠,孩子每晚都要睡13小时(在最低推荐值8小时的基础上加5小时补充睡眠)。

加利福尼亚大学洛杉矶分校的阿德利亚安·伽罗万指出，其实睡眠缺失是无法弥补的。"试着把睡眠想成吃饭，"她说，"你没办法简单地说，'噢，我等到周末再吃，把没吃的补上。'"

在周末的马拉松式睡眠和工作日的短时睡眠之间来回切换，导致的另一个问题是，你好像总在倒时差。伽罗万说："睡眠波动如此强烈，你就要处理类似时差的失衡现象，即'社会时差'。"

实际上，孩子周末恶补的睡眠不过是杯水车薪。在前一章提到的新加坡的研究中，研究人员也分析了周末的"恢复性"睡眠（学生可以睡到9小时）是否能够抵消之前一周睡眠缺失造成的影响。

很遗憾，答案是不能。

青少年接受持续注意力测试时，表现虽然有进步，但依然没有达到5天每晚只睡5小时之前的基本水平。更糟糕的是，受试者第二周恢复5小时睡眠后（模拟周一上学后睡眠不足的情形），成绩下降愈发明显。换言之，用两个晚上恶补的睡眠，就像创可贴一样，只能盖住挥之不去的睡眠不足，却无法解决问题。

这些研究结果，和本章前面提到的关于麻省理工学院对于学生的研究相符。麻省理工学院的研究发现，在一个学期中睡眠波动巨大的学生，期末成绩不如那些睡眠稳定的学生。

更重要的是，睡眠不稳定会对心理健康产生不良影响。

2021年公布的一项研究中，研究人员借助智能手环，追踪了住院医生一整年的睡眠模式。你也许已经猜到，睡得最少的医生出现的抑郁症状更多。更令人感到惊讶的是，睡眠时间波动最大的医生出现的抑郁症状最多。

那么，孩子上学期间晚上睡不够，最好的解决办法是什么呢？《睡眠解决方案》的作者克里斯·温特，和我分享了他的想法。

"与其想着孩子每晚需要8小时睡眠，不如想着他们每周需要56小时睡眠。"他说，观察一周总的睡眠时间，并在周中做出细微调整，比把睡眠都攒到最后要好。

如果确实需要在周末补觉，那么还有一种方法能够减轻干扰：鼓励孩子按照平日的时间起床，然后晚些再小憩。"这样一来，"他解释道，"你就能保持原有作息，然后下午再多睡1小时。"

专注放松

制定睡眠仪式

还记得你家孩子小时候睡觉前的情形吗？当孩子还是个小婴儿时，你很可能会有一套睡眠仪式——也许是很夸张的仪式——来鼓励孩子睡个好觉。到了学步儿阶段，睡眠仪式可能演变为读一本书或其他晚间活动，之后年复一年地持续变化，直到最终孩子不再需要睡眠仪式。

是时候制定一个新的睡眠仪式了——特别是，帮孩子想一个能自己完成的仪式，为睡眠做好准备。

"晚上有目的性地放松很有用，"加利福尼亚大学旧金山分校临床科学家谢利·马对我说，她常常向合作的职业运动员推荐这种方法，"这是一种过渡，帮助他们从疯狂的训练模式进入夜间睡眠模式"。

"青少年也是这样，要形成规律，"儿科睡眠心理学家丽莎·梅尔策说，"同样的活动，同样的顺序，在每天晚上同一时间重复，就会带来巨大的变化。"

她指出，我们的大脑不像电脑那样有开关键。她建议把大脑想象成调光开关。"进入睡眠状态需要时间，"她解释道，"睡前仪式给大脑留出了关机的时间。"

梅尔策说，仪式的内容取决于个人，但最重要的是仪式的连贯性。

尝试去听

听一本有声书或一段播客，是另一种帮助孩子放松心情的方式。梅尔策解释道，这种做法"刚好可以使大脑保持专注"。

在她的病人中，有人甚至会调出他们最喜欢的视频或电视节目，然后把手机扣过来，只听不看。她说："只有声音能帮助'大脑静下来'。"

调暗所有灯光

另一个需要考虑的因素是你家里的光线问题。

在《自然》杂志近期发表的一项研究中，研究人员计算了受试者家中夜间的光线水平，以及光线对受试者的昼夜节律产生的影响。研究人员发现，节能灯通常会比传统白炽灯释放出更多蓝光，对褪黑素水平的影响更大。

研究结果表明，个体对光线的敏感程度差异很大。研究的作者总结道："这说明，普通家庭的光线一般对人体内褪黑素的抑制率为近50%。"

为什么这很重要？因为褪黑素是为我们上床睡觉做准备的激素。如果这种激素分泌的时间延后，我们感到睡意的时间也会推迟。

密歇根大学的加利特·里维·邓尼慈推荐了一种简单的方法：晚上把家里的灯都调暗。她对我说："晚上10点以后，我会把所有房间的灯都调暗。"

青少年或许会喜欢另一个选择，就是在卧室放置红色或橙色的情绪灯，这对褪黑素的影响较小，更有助于睡眠。

你将在第十二章中了解到，防蓝光的工具和其他减少背光屏幕发出蓝光的方法。你还将了解到为什么蓝光不是夜间使用屏幕引发的主要问题。

粉红噪声

光和声都可以用颜色来表示。光包括整个彩虹的波长范围，从波长最短的（蓝/紫光）到最长的（红光）。声音也用波长划分，不同的声波频率对应不同的颜色。就像白光包含光谱上所有色光一样，白噪声也包含所有可以听到的频率。

粉红噪声和粉/红光（位于光谱的一端，与蓝光相对）一样，通常有助于睡眠和放松。

利用噪声

你很可能对白噪声非常熟悉，那是一种嘶嘶作响的静电噪声，包含所有频率。白噪声类似白光，包含整个频谱，可以屏蔽干扰睡眠的噪声。

但也正是因为这样，对睡眠而言，白噪声不总是最好的选择。纽约大学的阿齐兹·塞夏斯对我说："如果音量增大，白噪声实际上会干扰睡眠。"

那么，什么声音是优于白噪声的呢？

塞夏斯认为是粉红噪声。"它基本上会压制住高频噪声，所以你听到的声音会更加柔和。"（如果你不知道什么是粉红噪声，想象一下自然界中水流的声音——海滩上的潮起潮落，或者是阵阵雨声。）

塞夏斯说，其他颜色的噪声也能使人感到放松，比如听起来更像"轰隆"声的棕色噪声。

塞夏斯发现，家中的棕色噪声在晚上能帮他最小的孩子放松下来。"特别是要睡觉的时候，他可能有些亢奋，而棕色噪声能吸引他的注意力。"

洗澡

时间较长的睡眠仪式，还可以包括洗澡放松——美国陆军现在推荐士兵睡前洗澡。前一章已经提到，2020年陆军卫生与健康手册鼓励士兵进行小睡。除此之外，该手册还建议士兵"洗个热水澡"，以便"过渡到睡眠阶段"。

不要依赖药物

补充剂和处方药虽然诱人，但是我采访过的睡眠专家却并不推荐。

最常见的补充剂也许就是褪黑素，价格不贵，触手可及。褪黑素被列为膳食补充剂，其监管比处方药和非处方药宽松得多。因此，"你不知道自己买到的是什么，"梅尔策说，"这非常令人担忧，因为你补充的激素对调节身体节律起着重要作用。"

她和其他人提到的问题包括：不同产品中的褪黑素水平差异很大，可能还有其他未披露的成分。

"我倾向于不让孩子使用褪黑素，"梅尔策说，"一般的孩子没有必要补充。"

谈到给青少年使用处方睡眠药物，神经学家克里斯·温特同样持悲观态度："表明褪黑素能够提高睡眠质量或大幅增加睡眠时长的研究……能找到一个就行。"

毛茸茸的宠物

我们家的狗会打呼噜——打得特别多！虽然狗能给人带来安慰，但是在晚上，它出现在任何一间卧室，都会打扰人休息。然而，并不是所有人都有同感（可能他们的宠物更安静）。最近，加拿大的研究人员分析了与宠物同睡对青少年睡眠的影响。在该研究中，三分之一的孩子（年龄在11～17岁之间）表示，他们的宠物至少偶尔会和他们一起睡觉。这些孩子整体的睡眠质量和时长同其他受访者差不多。事实上，常常和宠物同睡的孩子，给自己的睡眠质量打分更高。

与宠物同睡看似是一种干扰，但如果宠物的存在能给孩子带来慰藉，那么对心理健康利大于弊。我的建议是：如果你家孩子喜欢宠物进屋（甚至上床），那就不要觉得这会损害他们的睡眠，别担心。

为青少年设计的应用程序

"小睡（Doze）"是一款专门改善青少年睡眠的免费应用程序。

青少年用两周的时间，使用该应用程序追踪自己的睡眠（包括何时上床睡觉、何时真正开始入睡、入睡所需时长、是否有夜醒、次日一早何时真正清醒起床）。多伦多都会大学（原瑞尔森大学）睡眠与抑郁症实验室主任科琳·卡尼（Colleen Carney）对我说，这些信息是精准评估的关键。

基于青少年在睡眠日志和简短问答中提供的信息，应用程序会提示他们制定切实可行的目标，并提出有针对性的建议。

开发者卡尼称，该应用程序中的格式——从整体感觉到信息的呈现方式——都是由青少年自行设计的，应用程序在此基础上提供有据可考的方案，用户可以由此制定自己的目标。卡尼说，青少年"基本不愿意别人告诉他们该做什么"。

"小睡"使用动机式访谈技巧，帮助青少年明确他们的首要任务，而这往往不是夜间睡眠。比如，如果他们最担心白天无精打采，那么系统会据此生成信息。"这样挺好，"卡尼说，"努力完成白天的目标，也有助于睡眠。"

此应用程序还有一个对青少年非常友好的特征：信息以字节长度呈现。卡尼解释道："无论我们给青少年的信息有多短，他们总是说，短些，短些，再短些。所有内容都得提炼成极其短小的语音。"如果青少年想了解更多细节，可以继续点击播放。此外，青少年做的问答题都是专门设计的，能够引导他们潜移默化地了解信息。在网站上还可以找到配套练习册。

何时寻求帮助

你家孩子应该看睡眠专家吗？擅长治疗睡眠障碍的斯坦福大学医学院临床教授拉斐尔·佩拉约说，如果你家孩子的睡眠量达到了推荐值，醒来后却还是觉得"没有恢复精神"，或者有慢性睡眠障碍（睡不着和/或至少三个月每周有三晚以上的时间睡不踏实），也许就应当看医生了。

除了评估孩子的睡眠质量，睡眠专家还会筛查睡眠障碍。孩子主动配合很重要。"作为一名睡眠医生，我首先提出的问题是，'你今天来看医生，是谁的主意？'"佩拉约说，"因为我们面对的多数青少年睡眠障碍都是昼夜节律失调，孩子要自己愿意改变，这是我们的治疗原则。"

患有延迟性昼夜节律障碍的青少年，生物钟可能比普通青少年还要晚——比如凌晨1点左右才能睡着。

有些青少年还有与睡眠相关的呼吸障碍，包括打鼾、阻塞性睡眠呼吸暂停（睡眠期间呼吸不断地停止再出现）。佩拉约说："这种情况下，无论他们睡多久都会觉得累。"

另一个潜在病因是不宁腿综合征，患有这种病的人入睡困难，睡眠质量也可能受损。

通常，孩子睡眠障碍的初步筛查是由基础医疗机构提供的，之后他们可能将你推荐给睡眠专家。然而，佩拉约在《高质量睡眠法》中写道："如果你的睡眠问题持续存在，而大夫对此事不以为意，那么就应该寻求睡眠医学专家的帮助。"

注意家长的作用

作为家长，你或许发现，商讨睡觉时间、立新规矩（比如怎样使用电子产品）会让孩子更有压力——与你设想中的静心放松截然相反。

孩子在晚上可能已经觉得有压力了，别在这个时候讨论这些问题，尝试选择一个更中立的时段。

记住，睡眠被剥夺的青少年或许更易怒。不列颠哥伦比亚大学心理系副教授南希·辛告诉我，在一项针对亲子互动的研究中发现，睡眠更好的孩子与父母发生的争执更少。

此外，不要忽视你自己的睡眠。给孩子提的建议，你自己也要做到，起到榜样作用。这不仅会强化信息，还能改善亲子关系。

如果睡眠少于7小时是你的常态，那么你很可能不在最佳状态，为人父母也是如此。当你的忍耐程度有限，又要面对睡眠不足的孩子时，很可能没有好结果。

"孩子要休息好，家长也要休息好，"临床心理学家丽莎·达穆尔总结道，"这样一来，每件事似乎才能更顺利。"

青少年睡眠启示

☑ 把学习拖到最后一分钟不仅不利于睡眠，学习效率也低。提前做好计划才更明智。

☑ 保持一致的睡眠时间表比周末补觉强。

☑ 睡前建立放松仪式对青少年有好处。

☑ 一般不推荐使用补充剂和处方药。

☑ 如果持续出现睡眠问题，考虑带孩子筛查其他病因。

☑ 好好休息对父母也很重要！

第十二章　科技的影响

　　如果不谈科技和社交媒体，任何关于睡眠（更不用说青少年睡眠）的书都不完整。

　　青少年不像我们一样记得"从前"的时代，他们是数字时代的原住民。科技在他们的生命中无处不在。

　　2018年，皮尤研究中心对美国青少年开展的调查发现，95%的青少年拥有智能手机，45%的青少年"几乎一直"在线！

　　此外，青少年常常"多屏共用"，即一次使用多部电子设备。2021年，一项针对800名青春期女生开展的研究发现，三分之二的受访者周一至周五晚上会同时使用多个屏幕，而**超过三分之一的人晚上躺在床上时，至少使用两部电子设备**。

科技和社交媒体如何影响青少年的睡眠

　　使用电子产品从以下三个方面影响青少年的睡眠：

- 上网（或看电视）的时间挤占了睡眠时间。
- 内容本身刺激又有吸引力。
- 电子设备发出的光线使人体分泌褪黑素的时间延后。

第一个方面简明易懂，例如，刷社交媒体或者玩电子游戏到凌晨2点，会占用睡眠时间。

事实上，有研究表明，与在床上玩手机的青少年相比，那些不这样做的孩子睡眠更充足。

2016年，一项Meta分析回顾了覆盖超过12.5万青少年的前人研究。分析发现，上床睡觉前使用便携式媒体设备（如智能手机）的青少年，获得充足睡眠的可能性更小，睡眠质量更差。

那么，青少年为什么要熬夜呢？这就要讲到第二个方面：他们所做的事情既刺激又有吸引力。

社交媒体

社交媒体具有一种特性，不列颠哥伦比亚大学发展心理学家和教授詹妮弗·夏普卡（Jennifer Shapka）称之为"固有的、使人成瘾的能力"。人们有意将社交媒体设计成沉浸式的。

2017年，前谷歌设计伦理学家特里斯坦·哈里斯（Tristan Harris）进行的TED演讲，以及2020年的纪录片《监视资本主义：智能陷阱》，都概述了这一问题，令人心中非常不安。

"社交媒体的部分功能，"夏普卡近期写道，"就是提醒、通知和'点赞'，这样设计的目的在于，用设备吸引人的注意力，告诉我们即将出现令人愉悦的奖励。"我们很快就被这些提示信号所制约。

像老鼠寻找食物一样急迫

2021年发表的一项研究发现，人们使用社交媒体的冲动，类似于老鼠寻找食物的行为。研究者在实验室中用斯金纳箱（本质上是一个根据特定提示衡量动物行为的密闭箱）对老鼠进行实验，没过多久，老鼠便学会做出特定的动作，比如按下操纵杆，来获得食物奖励。

研究者指出，我们使用社交媒体时也存在类似的过程，即通过奖励促进使用。分析了各类平台的上百万条帖子后，研究者发现，用户发帖的时间和频率都会受"点赞"的影响。

换言之，对于社交媒体用户而言，"点赞"代替食物，成为了一种奖励。

我们所有人都有追求奖励的倾向，但是在大脑的作用下，青少年的表现更加强烈。

然而，正如前几章所说，尽管青少年天生喜欢寻求奖励，但其控制冲动行为的能力还没有发育完全。所以，青少年比成年人更容易被刻意打造的五光十色的网络世界所吸引。

令人遗憾的是，他们在网络中遇到的并不总是奖励。

"这是一台情感老虎机，"临床心理学家丽莎·达穆尔援引哈里斯的类比说道，"你不知道自己会遇到什么。"

有时，你会找到"睡觉前想看到的有趣、迷人、愉快的东西，"达穆尔解释道，"此时，你得到了自己想要的东西。"

"然而，也有时候，你拉动老虎机的手臂，看到的东西却非心中所愿，你宁愿自己没有看到。"

这种变化很容易给青少年的情绪带来毁灭性的打击。《压力之下》的作者达穆尔说，女生遇事更愿意沉思，所以这对她们的打击更大。（欲知更多女生面对的网络应激源，请参阅第九章。）

女生遭受网络骚扰的概率升高，其情感和心理健康受到的影响愈发明显：倡导人道主义、维护女童权利的国际计划组织，近期发表了一项全球调查，调查显示，58%的女生在社交媒体中遭受过骚扰或者虐待。

网络游戏

和社交媒体一样，网络游戏设计的目的，也是要使互动性最大化。例如，为了完成一项任务或"升级"，用户的在线时长很容易远超出计划的时长。

"游戏开发者通常使用代币经济和可变的强化程序，"夏普卡在2019年的一篇论文中解释道，"这些手段不仅具有'高度激励性'，而且还能有效地改变我们的行为。"

2011年，17名来自澳大利亚的男性青少年志愿者，睡前完成快节奏的暴力电子游戏后，由研究人员记录他们的睡眠。这些青少年在第一个晚上玩了50分钟（这一时长被认为很"正常"），第二天晚上玩了两个半小时。

不出意料，玩了两个半小时的电子游戏后，青少年的睡眠会相应减少。而即便已经玩了这么久，青少年还是想再玩一会儿！

注意，该研究中青少年玩的是单机游戏，而不是大型多人在线角色扮演游戏。这些多人游戏与低质量睡眠相关。

由此引发的担忧是：**互联网与电子游戏成瘾会对青少年睡眠造成伤害。**

2020年，虽然一项针对6000多名中国青少年和青年游戏玩家的研究，与前一研究持不同观点，但该研究也发现，17%的人有网络游戏障碍。网络游戏障碍是一种精神疾病，其症状包括无法退出游戏或减少游戏时间，以及不顾病症也要继续打游戏，甚至达到隐瞒病情的严重程度。

看电视和刷剧

看电视比玩游戏和使用社交媒体带来的影响更严重，我们看电视的方式和从前截然不同。

现在的电视节目不再按照预制时间表播放，只要人们想看，就有很多可以看的节目。收看电视节目的机会之多前所未有。人们能够在短时间内大量刷剧，但是这样做会窃取青少年的睡眠。

2017年11月，德勤会计师事务所开展的调查显示，在14～20岁的青少年中，有91%的人称自己会在短期内大量刷剧（他们认为，一次坐着看6集属于疯狂刷剧）。在所有参与调查的人中，这一年龄段的人刷剧比例最高。

这一点也是设计者希望看到的。当一集电视剧结束时，如果用户不采取任何措施，就会自动跳转到下一集。这种"剧集的无缝衔接"鼓励人们刷更多的剧。

这种方法非常管用，实现了设计目标。为了进一步了解大学生刷剧的动机，中佛罗里达大学的研究人员于2015年进行了一系列小组访谈。他们发现，"自动跳转下一集"这个动作本身，包括屏幕上出现播放下一集的倒计时，都是一种令人享受的过程。

"大部分受访者说，自己有时会不自觉地开始刷剧，"研究者写道，"计划外刷剧占用的时间，远超出他们本来的预期。"

"我就是快速浏览一下视频网站，但这竟然花了5个小时，"一名学生说，"那种感觉就像是，我的天，现在几点了？"

对刷剧的人而言，不仅看剧的时间会超出预期，还更有可能出现研究人员所说的"睡前认知觉醒"。换句话说，**他们无法在刷剧后"让大脑休息"**。结果就是，这些人的整体睡眠情况更糟糕，失眠更多。

蓝光的作用

在所有案例中，影响睡眠的不争因素是电子设备发出的蓝光。

背光平板电视、智能手机、电脑和平板电脑都使用LED灯，因为它高效耐用（而且LED屏通常更轻薄）。然而，晚上LED灯会使我们暴露在蓝光之下，在这一时段接受蓝光照射没有好处。

蓝光本身是无害的，因为蓝光是整个光谱的一部分，白天能够调动我们的情绪，使我们更加清醒。但是蓝光在夜间会推迟睡眠，那就成问题了。

亚利桑那大学睡眠与健康研究项目主任迈克尔·格兰德纳提出，蓝光推迟睡眠的方式有两种。"第一种是，蓝光会发出日间信号，即便你并不想要这种信号，"2020年他在播客"睡眠成瘾"中解释道，"第二种是，蓝光会从生理上抑制褪黑素分泌。"

与此同时，正如玛丽·卡斯卡登的研究所示，褪黑素是一种可以促进睡眠的激素，而青春期孩子体内褪黑素的分泌时间已经比原来要晚。

关于青少年使用电子产品的实际建议

使用电子产品对睡眠的影响多种多样，所以要解决这个问题，也没有一个简单直接的办法。然而，有些策略或许有帮助。

了解社交媒体的诱惑

我们首先要明白，从诸多方面来讲，青少年都是社交媒体沉浸式设计最完美的受众。

社交媒体有"点赞"等多种反馈机制，其互动功能是"一种强化学习"。前文提到，2021年的一项实验将人类使用社交媒体比作老鼠寻找食物，持续不断的反馈是一种强化学习的奖励，会对行为产生影响。特别是青少年的大脑，极易受这种强化手段的影响。

青少年对社会交往和认可的需求日益增强，我们必须清楚社交媒体是如何利用这一点的。我们都需要社会交往和认可，但这种需求在青春期格外强烈。

"我们会注意他人的表情、想法、感受和他人对我们的看法，"天普大学心理学家劳伦斯·斯坦伯格写道，"青少年比成年人更加在意这些。"

他们在社交媒体上就会这样做，社交媒体几乎是为了迎合他们的社会需求而量身定制的平台。

"不是技术本身，"不列颠哥伦比亚大学发展心理学家詹妮弗·夏普卡教授澄清道，"而是技术带给他们的东西。那是他们的朋友，是他们的友谊世界。"

格拉斯哥大学的霍利·斯科特（Holly Scott）和两名同事进行的研究也印证了这一点。他们对苏格兰的青少年开展了一系列小组访谈，试图解释青少年熬夜刷社交媒体的原因。

研究作者指出，上网的时间对青少年而言是"一种嵌入式的社会经历"。他们和从前的青少年一样，渴望相互联系，只不过从前的孩子是通过现实互动实现的。重要的是，现在的青少年视网络活动为"现实世界"友谊的延伸。

青少年的网络活动主要由两个社会因素驱动。

首先，青少年担心自己不在线时，错过一些搞笑的段子和其他"聊天梗"，而可能错过的这些东西会延伸到面对面的交流中。受访的青少年表示，网聊的高峰"大约在睡觉前——这是同伴们最活跃的时刻"。

驱动青少年的第二个因素是，他们认为正常青少年就是这样使用社交媒体的，他们要符合期待，不能例外。

正如研究作者所示，第一个原因是内在的（担心错过和朋友的共同经历），第二个原因是外在的（关于何时应当活跃在线上，青少年希望满足他人的期待）。

"不仅仅是发帖，回帖也需要很多社会劳动力，"《屏幕智慧》的作者达沃拉·海特纳补充道，"有的青少年几乎可以用这些劳动力做一份全职工作。"

因此，了解这些已知的社会成本，是减少孩子在深夜使用电子产品的关键。

夏普卡告诉我："父母需要真正理解这一点对于孩子的重要性。"她指出，父母也许觉得设置限制能够约束孩子使用电子产品，但是青少年却认为，家长的这种做法是在控制他们的友谊。

她说，还存在另一个风险：遇到骚扰等网络问题时，如果青少年认为告诉父母，自己上网就会受到限制，那么他们寻求父母帮助的可能性就会降低。

关于蓝光的建议

限制电子产品释放的蓝光，也许能减轻蓝光对睡眠的影响。

一个办法是，调暗屏幕亮度，减少光线的整体强度；另一个选择是，改变屏幕颜色，晚上使用暖色。例如，一些手机就有"夜间模式"，还有各种各样调节亮度和色彩的选项。

另一种减少接触蓝光的方式是，注意设备与眼睛的距离。"这完全取决于有多少光照射到你的视网膜上，"迈克尔·格兰德纳2020年在播客中解释道，"屋子另一边的电视产生的影响，比眼前光线相对昏暗的手机小得多。"

举个例子，在看电视节目时，眼睛比近距离看小手机屏幕好受得多。

还有一种减少接触蓝光的方法——戴防蓝光眼镜。

关键是买一副管用的防蓝光眼镜，格兰德纳告诉我："如果你能看到蓝颜色，眼镜就挡不住蓝光。"

格兰德纳等人在最近的一些研究中，测试了商用防蓝光眼镜。他们发现，红色镜片和橙色镜片的表现最好。

格兰德纳说："有效的防蓝光工具不一定很贵。如果镜片是橙色的，戴上眼镜后又看不到太多的蓝色或绿色，那么100美元和10美元的眼镜是一样的。"他推荐防蓝光眼镜，而不是屏幕蓝光过滤器，因为戴眼镜还可以过滤房间中其他位置的光线。

然而，**我采访过的专家认为，蓝光本身并不是青少年使用电子产品影响睡眠的主要原因。**

格兰德纳告诉我，他认为其他两个因素（占用时间、内容刺激又吸引人）对睡眠的影响，要比蓝光更大。

斯坦福大学医学院临床教授拉斐尔·佩拉约专业治疗睡眠障碍。他认为蓝光过滤器就像"给香烟戴上过滤器"。"的确，蓝光很重要，"他解释道，"但真正的问题在于与设备的互动。"

最近，一项分析大学生社交媒体使用情况的研究，提供了新的视角。研究人员分析了受访者接触蓝光和对内容的着迷程度这两个因素对睡眠的影响。

接触蓝光有两种情况，一种是没有蓝光过滤器，另一种是有过滤器。为了衡量内容的吸引力，研究人员让学生浏览他们自己的社交媒体账户或者一个没有照片和好友的模拟账户，然后再随机浏览一些公司的"点赞"页面，但这些公司并不是针对学生的年龄段选择的。在所有情况下，受试者都会在睡前浏览网页15～30分钟。

学生浏览自己的社交媒体主页时，使用蓝光过滤器并不能提高他们的睡眠质量。干预、内容无聊和蓝光过滤器三者相结合，受试者的睡眠才会真正得到改善。

研究者指出，也许是因为他们厌倦了一般的内容，只在页面上停留了最低的要求时间（15分钟），在线时间短，所以影响小。但不管怎么样，研究者写道，结果都表明"浏览社交媒体时，过滤器也许没有人们想象得那么有效"。

制定居家规则

如果你有孩子，那么你可能很清楚，要明确制定夜间使用电子产品的规则并一直坚持，做起来比说起来更难。

多数青少年需要上网完成学校的作业。作业量大，可能很晚才能写完，而完成这些作业常常需要上网。

家长要帮助孩子提前做计划（如上一章所示），安排好各项任务，以免把关键部分拖到交作业的前一晚。

然而难办的是，如何让孩子将你的建议视作帮助，而非干预！沉重的作业负担和其他安排已经令他们应接不暇，再跟他们说所有事情得早点完成，似乎又平添了一份压力。

此外，一旦完成作业，上网看剧或联系朋友也是青少年解压的一种方式。科技是青少年社交生活不可或缺的内容。

有些专家推荐强硬的方式：如果手机账单是你付的，你就能设定限制。

当然，你可以用这种方法解决使用电子产品的问题。但你应该这样做吗？

答案很简单：很可能不应该。这种方法也许管用，但是没有必要。而且这可能会引起其他问题。

詹妮弗·夏普卡指出，随着孩子年龄的增长，他们会变得越来越精明，很可能会"在背地里偷偷地"使用电子产品。

过度控制孩子使用电子产品，严重时可能会导致亲子关系紧张，破坏信任，夏普卡就见过这样的例子。更好的办法是和孩子一起努力，让他们认同你的看法，而不是把使用电子产品变成一种权力的斗争。

"关系是不断发展变化的，"夏普卡说，"别把自己置于技术的对立面。"

让孩子知道你认可他们的世界

让孩子明白，你知道科技是他们生活里十分重要的一部分，你的目标不只是拿走电子产品。夏普卡指出，青少年想要更多的自主权，是生长发育的正常表现，这种独立性也包括自由地使用电子产品。

分享研究结果和建议

"基于科技会统治他们的生活的证据，不要表现出你试图控制他们，而要表现出你希望提供帮助，"夏普卡说，"当我向自己的孩子解释制定屏幕使用时间的原因时，我会说，'研究报告是这样说的。'"

这件事情简单易行，可以从分享（本章开篇谈到的）使用电子产品影响青少年睡眠的三个主要途径开始。

在2016年发布的一项关于使用数字媒体的政策声明中，**美国儿科学会建议，睡前1小时不要使用电子设备，晚上将所有电子设备从卧室拿走**。第二点也很重要：本章开篇引用了2016年的一项Meta分析，该分析发现，只要孩子晚上有使用媒体设备的机会，即便他们没有真的使用，睡眠也会受到不良影响。

让孩子来主导

夏普卡和达穆尔都建议，鼓励你的孩子尝试限制自己睡前使用电子产品的时间，这样他们就能亲眼看到其结果。

即便他们还是要把手机带进自己的卧室，也有其他办法使影响最小化。也许，夏普卡说："问题是我在什么情况下睡得更好？是把手机放在卧室的另一边充电，还是把手机放在身边？"

最起码，我们要鼓励孩子关掉手机提示，手机提示能摧毁睡眠。

无论采用什么样的新方法，即便要花一周的时间，也要鼓励孩子去尝试，这样他们就能自己看到效果如何。

熄灯后使用电子产品

关灯上床并不意味着所有电子产品都关掉了。在加拿大的一项针对2300余名青年人（本科生和研究生）的研究中，大部分人每晚关灯后，都会使用智能手机和其他背光设备。实际上，超过四分之一的人，这样做的时间超过1小时。

还有一点也令人担忧：近四分之一的学生说，他们每周在夜里至少会被电子设备吵醒一次。半夜醒来时，40%的学生会立刻去看手机或其他设备！（晚上看手机的不仅仅是加拿大的青年人，以色列和马来西亚的研究也得出了类似的结论。）

从小开始

如果你从小就给孩子建立居家使用电子产品的规矩，等孩子到了青春期，你再督促他们就会更容易一些。从给孩子手机的那一刻起，就规定"晚上不能把手机带进卧室"，等问题出现时，你就不用再立规矩了。

但如果当时没定规矩呢？专家认为，现在也不算太晚。夏普卡说："关键在于共同努力，找到最适合你家孩子的办法。"

制定家庭规则（并作出解释）

"如果你第一次落实电子产品的使用规则，也许不一定受欢迎，"夏普卡说，"还是那句话，规矩可以由全家人一起商量，达成一致。"

青少年可能不是很期待看到这些新规则，所以讨论时还是要给出证据和官方建议，这一点很重要。

夏普卡说，还要记住的一点是：你在帮助青少年养成使用电子产品的好习惯，等他们离家后也能受益。一旦他们要自己独立生活，就需要负起责任，不能让电子产品毁了他们的睡眠。

树立榜样

如果制定了在家使用电子产品的规则，你也应该遵守。如果所有设备都应该在厨房之类的地方集中充电，你自己的手机也应该放在那里。如果规定睡前一小时不能在卧室使用电子产品，你也不能用。但很遗憾，情况并非总是如此：2014年，美国国家睡眠基金会对家庭使用电子产品的情况开展调查，超过四分之一的家长说，过去一周，自己至少有一次在半夜醒来，收发邮件或短信。这样做并不能给孩子树立榜样，而且对于睡眠绝对没有好处。

更好的办法是，注意自身在夜间使用电子产品的情况，并与孩子沟通。

"你应该能够说，'我从不把电子设备带进卧室是有原因的，'"临床心理学家丽莎·达穆尔说，"如果睡前不上网对你而言也很难，那么也可以跟孩子分享你的感受。"

结合实际

这里提出的建议对某些家庭来说可能更贴切；同样的，有的证据可能更容易引起一部分青少年的共鸣。

夏普卡说："没有一个任何时候对所有孩子都管用的答案。"

如果在使用电子产品这件事上，你和孩子遇到了问题，记住你并不孤单。再说一遍，这是生长发育的正常表现。

"这是转型期，孩子在努力争取控制权，"夏普卡解释说，"但他们还不能管好自己，也无法（独立）负责。"

青少年睡眠启示

- ✓ 使用电子产品影响睡眠。

- ✓ 社交媒体被设计为沉浸式，会伤害青少年的情绪。

- ✓ 网络游戏和流媒体电视也会挤占睡眠时间。

- ✓ 接触蓝光是次要原因。

- ✓ 制定电子产品使用指南时，家长要有同理心和耐心，起到模范带头作用。

第十三章　如何促使学校改变上课时间：成功策略

有意识地控制睡眠，作用也不过如此。青少年为了准时到校，不得不早起，所以即使他们把智能手机扔进电子产品回收站，可能也无法获得充足的睡眠。

"晚上学"小组的创始人泰拉·兹博瑞恩·斯奈德指出："单凭一己之力，你只能做到这些。我们必须做出系统性的改变，才能产生影响。"

2017年发表的一项研究发现，早晨上学早的学生明显努力早睡，但他们还是睡不够。"哪怕他们的入睡时间比同龄人提前很多，"研究者写道，"晚上多睡的这些时间，还是无法弥补早起缺失的时间，大概是因为学校上课实在是太早了。"

多年来，大量研究证明，上课时间太早是导致青少年睡眠被剥夺的主要原因。学校推迟上课时间后，青少年就能获得更多睡眠。

西雅图是如此。

怀俄明州的杰克逊霍尔也是如此。

新加坡等国亦是如此。新加坡的睡眠剥夺现象"屡见不鲜"。

只让青少年承担责任是远远不够的。事实证明,"推迟上课时间"是有效的,让我们来看看如何推广这样的变革。

动员同社区的人

参与并倡导变革似乎是件难事。但你不必独自完成!不应该只靠自己。与社区其他人协作效率更高,而且成效也更显著。

克里斯蒂娜·霍尔特(Christina Holt)说:"真的要发起一场运动。"她是"社区工具箱"网站的创始人,该网站依托美国堪萨斯大学,提供免费线上资源,推动社会变革。她说:"一人之力,与因共同利益而团结在一起的一群人的力量相比,微不足道。"

下面以"晚上学"小组执行主任菲利斯·佩恩(Phyllis Payne)的经验为例。

佩恩回忆道,她所在学区的高中上课时间是早晨7点20分。2003年,她在家长教师协会的会议上提出这一问题,尝试改变上课时间。同时,在弗吉尼亚州费尔法克斯县,另一位家长也在当地家长教师协会的会议中提出了相同的建议。她们的共同好友说:"嘿,你们俩真该见个面。"

后来,两人联系到同样支持晚上课的家长教师协会费尔法克斯县理事会(该县家长教师协会的伞状组织)主席。她同意在理事会下一期的新闻信中刊登一篇关于学校上课时间的小文章。

"我们收到了400条热情反馈，上课时间早对孩子和父母都产生了负面影响，"佩恩说，"来信多到我们无法一一回复。"她们新成立了一个组织——"费尔法克斯之眠"，并以该组织的名义创办网站，开展线上请愿活动，来持续提高人们的意识，获取支持。

除了运用社交媒体的力量，该组织还利用一切机会在线下活动中分享信息。"开家长会的日子，我们会在学校外面发放宣传页，"佩恩回忆道，"我们去足球比赛现场，有时是游泳比赛现场——去任何家长和学生聚集的地方，分享信息。"

她们自己也办活动，比如开展市政厅大会，邀请睡眠医生、运动心理学家、学生代表和已经改变上课时间的学校的董事前来参会。该组织还积极招募志愿者，在他们各自的学校担任协调员。

佩恩进行公开演讲时感觉很自如，但并不是所有人都像她一样，所以这不是硬性要求。那些不习惯公开演讲的人，志愿承担其他工作，比如做背景调研或者查找运动时间安排。

适应宣传工作

免费网站"社区工具箱"为你提供指南，指导你写材料、提前做准备、发表演讲，甚至处理问答环节的棘手情况。

网站中还有"学习技能"板块，全面覆盖了从计划宣传活动到精进特定技能（比如给校董会成员写信）的一切内容。这个工具箱是堪萨斯大学社区卫生与发展中心提供的一项公众服务。

家长教师协会

佩恩的经历表明，加入家长教师协会是家长利用当地既有架构的一种方式，二者的目标（促进学生的健康和幸福）是相辅相成的。家长教师协会不仅定期在校内举办会议，还有各种各样的沟通方式——社交媒体小组、新闻信、电子邮件公告等，你可以利用这些手段进行宣传。你可以考虑在会议上提出这个问题，或者在新闻稿中写一小段文字，寻找其他想要联络的人（又或者像佩恩这样，二者兼顾）。

家长教师协会也可以为推迟上课时间助力，就像加利福尼亚州的例子（详见第十五章）。

"邀请你们当地的家长教师协会参与进来，"加利福尼亚家长教师协会前立法倡导者、该组织前主席卡罗尔·科西瓦尔（Carol Kocivar）建议，"在邀请的同时可以提醒他们，全国家长教师协会也支持晚上课。"2017年，全国家长教师协会通过了青少年健康睡眠决议。

"晚上学"组织

"晚上学"组织是一个专门致力于实现健康上课时间的非营利机构。2016年，我第一次就这个问题开始写作时，联系过这个组织，随后，我在所在社区成立了一个该组织的分会。

"晚上学"组织由泰拉·兹博瑞恩·斯奈德和玛丽贝尔·易卜拉欣于2011年创建。截至写作时，该组织已有136个分会，遍布美国31个州及华盛顿特区，巴西和日本也有他们的分会。该组织是获取演讲样本和最新消息的良好渠道，也可以帮人们联系到同社区中志同道合的人。通过关注新闻报道、监督立法工作，该组织也在追踪美国和世界各地上课时间的变化。在很多案例中，"晚上学"组织都作出了努力，比如参与资助加利福尼亚推迟上学时间的法案。更多内容请参阅第十五章。

确定范围

你应该把精力集中在什么范围内？是当地的学校、学区，还是整个郡县？这取决于你们社区的规模和所在学区的管理方式等多种因素。在一些案例中，可能整个学区只有一所高中。而在另一些案例中，比如弗吉尼亚州费尔法克斯县，就有很多所高中。

是否有人做过类似的努力也很重要：

- 近期学校是否修改过上课时间？比如因担心交通预算等其他原因做出的调整。
- 社区里的人如何看待这些变化（或尝试）？
- 社区里是否有人曾基于研究报告提出过推迟上课时间的问题？如果有，结果如何？

另一个关键问题是，有多少人参与（或者愿意参与）：

- 你是要从零开始，还是要迅速组建一个更大的团队？
- 你能找到知名度高的支持者和与决策制定者有关系的人吗？
- 考虑其他潜在支持者时，你评估过他们在学校、学区和整个州中的影响力吗？（如果他们在整个州都具有影响力，你也许可以努力在全州范围内作出改变，就像加利福尼亚州的例子。）

简言之，你最终采取的措施是由自身的资源水平和所获支持等情况决定的，在某一层面被拒绝后，你可以放宽或缩小范围，也许就能成功。

从一所高中到整个州，各个层面都有过改变学校上课时间的成功案例，本章和下一章将强调取得成功的方法。

制定共享框架

那些成功改变学校上课时间的人会告诉你，把这个问题放在大背景之下至关重要。

首先，你要提供青少年睡眠的基本知识。

这不仅是让孩子早点睡觉的问题！很多人没有意识到，上床睡觉晚是青春期发育的正常表现。

明尼苏达大学的凯拉·瓦尔斯特龙对我说："和家长交流时，我会说，'你的孩子处于婴儿和学步儿阶段时……你会读到关于孩子成长发育的书，比如他们什么时候会走路，几岁会说话，几岁长第一颗牙'。"

青少年生长发育也有里程碑，她向家长解释道："孩子进入青春期后，睡眠会发生变化，昼夜节律延迟，"她说，"你应当熟知这一点，就像孩子蹒跚学步时，你对他们的发育阶段一清二楚一样。"

其次，另一个常被误解的事情是，青少年真正需要多少睡眠量。

一直到17岁，他们每晚都需要至少8小时的睡眠，美国国家睡眠基金会给出的青少年睡眠时长为8～10小时（不同年龄的推荐睡眠量，请参阅第一章）。

但青少年（和他们的父母）往往会低估他们的睡眠需求。

在2017年的一项研究中，约半数参与调查的父母认为，孩子每晚睡7～7.5小时就够了。

该研究的首席作者，睡眠流行病学家，密歇根大学神经学副教授加利特·里维·邓尼慈对我说，此外，**低估孩子睡眠需求的父母支持晚上课的可能性更小**。

邓尼慈指出，另外值得注意的是，支持晚上课的父母更有可能理解睡眠的益处。

更令人吃惊的是，支持改变的父母相信他们的孩子会获得更多睡眠的比例是其他父母的四倍，相信孩子在校表现会有所提升的比例是其他父母的三倍。他们甚至更有可能将晚上课视作帮助孩子减轻压力水平的一种途径。

"让我们睡觉吧！"

"让我们睡觉吧！"是一个线上教育资源网站，强调睡眠对青少年健康和福祉的影响，为学生和家长提供海量短视频和互动内容。教师是该网站的另一受众群体，网站中专门有一个板块，用于介绍睡眠教育融入各州健康课程的情况。该网站由"晚上学"组织发起，布列根和妇女医院睡眠与昼夜节律障碍科共同开发。

与听众建立连接

无论你是从单个学校开始，还是从整个学区或地区的众多学校入手，你和你的听众都要有一个共同的目标。从最宽泛的角度来讲，比如，大部分人可能都同意，你们的目标是教育当地的青少年，使他们能够成为对社会更有用的人。你可以从此入手，表明睡眠剥夺不利于实现这个目标，而晚些上课能改善这一点。

记住，你遇到的人当中，有不少人为这些学生付出了很多，他们是父母、老师、雇主，或者只是邻居和社区工作人员。

"专注于利害攸关之事，"堪萨斯大学的克里斯蒂娜·霍尔特说，"还有其重要性。"

一开始强调你们的共同点非常重要，特别是有分歧时。

加利福尼亚家长教师协会的科西瓦尔告诉我，即便观点相左，也要努力保持一个相互尊重的氛围。

"即便他们说的事情你不认同，"她说，"你还是希望保持良好的工作关系，那就在回应时客气些，比如'您有没有这样想过？'或'这是我们看到的研究'。遇到类似情况时，说话要实事求是、有理有据，避免情绪化。"

高效陈述事实

如果有可能，佩恩推荐追踪当地的数据，城市、郡县，甚至是州级的数据都可以。

在佩恩的案例中，考虑到费尔法克斯县的规模，她的小组能够在地方版《全国青少年危险行为调查》（美国疾病控制与预防中心每两年一次的调查）中，加入一个关于青少年睡眠的问题。

"数据很有用，"佩恩说，"看到和自身息息相关的本地数据，你就无法忽视这个问题。"

如何呈现这些数据也很重要。如果陷入困境的父母和社区工作者看到的数据太多，有可能更难把问题联系到自己身上。

"简单点，"佩恩说，"给出最简分数。如果你说'十分之一'，会比"百分之十"更容易理解。"

还有一点也很重要：引用（甚至提供）文件，从美国儿科学会关于学校上课时间的政策声明，到体现上课时间和青少年睡眠联系的各种研究，都包括在内。

利用专家的力量

由学区负责人或有同等领导能力的人担任宣传大使，支持推迟学校上课时间，这是最理想的情况。但是你可能找不到这样的支持者（或者尚不清楚能否找到）。即便只是邀请当地专家参与，也是很好的助力。

也许你还处于起步阶段，刚开始在当地建立联系网，正在开发共享框架，解释晚上学为什么重要。当地是否有儿科医生或睡眠专家能够加入你的团队？他们是否愿意在家长会和校董会上演讲？

病理学家玛丽亚·鲍恩（Mariah Baughn）是圣迭戈学区的一名学生家长，她于2017年初开始接触校董会成员，之后在二月的一场会议的"公众发言"环节发表演说。她告诉我："这需要持之以恒的努力，还需要打很多通电话。"最终，她成功见到了校董会的成员，那是一位儿童心理学家，对这件事情很感兴趣，希望加深了解。每次参会，鲍恩都穿着她的白大褂，来引起人们的注意。另一个小妙招是她发给听众的讲义，讲义显示，轻度至中度铅中毒症状和长期睡眠剥夺有重合。水中的铅，一直是当地一个突出的问题，所以她的讲义一经分发，就引起了人们的注意。

也许当地已经有推迟上课时间的苗头，也有带头倡议的公众人物。在科罗拉多州丹佛郊区的格林伍德村，儿童睡眠心理学家丽莎·梅尔策参与当地活动时就是如此。

樱桃溪学区助理负责人，也是倡导晚上课的带头人，邀请她到董事会做报告。"我向他们呈现科学，答疑解惑，"梅尔策说，"这次报告肯定对他们做决策有帮助。"

据她回忆，助理负责人说他做过最明智的一件事情，就是和国立犹太医学中心合作——梅尔策就是该中心的儿科教授。她持续参与了调整上课时间前后的数据分析工作，并发现调整上课时间两年后，学生睡眠时长仍显著增加（中学生睡眠量增长约30分钟，高中生增长约45分钟）。

如果你尚未获得学区领导等高层人员的支持，也许你需要继续努力。西雅图一名有护士经验的高中生物老师辛迪·伽图尔，在早期动员其他家长时就遇到了这种情况。自然疗法睡眠医生凯瑟琳·达利（Catherine Darley）和华盛顿大学的神经生物学家奥拉西奥·德拉·伊格雷西亚加入了他们的队伍，在此之前达利曾为"晚上学"组织在当地创建了分部。

伽图尔说："即便如此，我们首次与学区时任负责人会面时，他基本上放我们鸽子了。"就在这时，他们的组织找到了西雅图儿童医院睡眠中心的主任梅达·陈。"这所医院不仅是镇子上最大的医院，也是州中最大的医院，"陈告诉我，"我们覆盖了五个州。所以，西雅图儿童医院在这里有不少政治影响力。"

上课时间关乎学业公平

石溪大学的洛伦·黑尔对我说："睡眠剥夺加剧了本就存在的社会和经济问题。"（关于这个主题的更多信息，请参阅第九章。）

在西雅图，辛迪·伽图尔任教期间，明确了推迟上课时间有助于解决睡眠问题的想法。她联系到了当地致力于捍卫社会公平的两个著名组织，美国全国有色人种协进会西雅图/金县分会和各族人民中心。西雅图校董会之所以同意推迟上课时间，部分原因就是有这两个组织的支持。

实际上，2018年发布的改变前后的分析结果表明，经济条件落后的学校落实晚上课政策后，旷课率和迟到率都有所下降。（详细内容参见第六章"缩小教育公平的鸿沟"。）

寻找学生的声音

倾听学生的声音，能有效地将问题具体到个人，从而推动变革。

如何分享这些故事，方法或许不尽相同："晚上学"网站的

"学生名人堂"页面介绍了许多途径，比如在当地发表署名文章、由学生制作视频、在社区进行演讲等。

有些学生做得更多：

- 在密苏里州的哥伦比亚市，吉莉·多斯·桑托斯（Jilly Dos Santos）在高二时凭借一己之力促成了这一变化，获得了全国范围的报道。多斯·桑托斯组织线上请愿活动，创建学生社交媒体群，并发文动员学生。她取得的首次成功，就是阻挠校董会将上课时间从7点50分改到7点20分的提议。她的第二次成功，是说服校董会把上课时间改为早晨9点。"我知道会有一些反对的声音，"她对董事会说，"但这是正确的决定。"

- 在马里兰州安妮阿伦德尔县，2006年学校董事会首次就推迟上课时间进行投票时，高三学生帕拉斯·斯奈德（Pallas Snider）在董事会任职——这是美国唯一一个学生成员拥有完整投票权的学区董事会。她投了支持票。两三年后，她的妹妹塞奇担任同样的角色。她们的母亲泰拉·兹博瑞恩·斯奈德，于2011年创办了"晚上学"组织。

- 在宾夕法尼亚州拉德诺市，大二学生安娜贝尔·赵参与了一项征求学生意见的在线调查后，受聘于当地一家青少年睡眠委员会。她迅速参与到更多的事务中，比如联系其他学区、在州议会大厦进行游说、在州顾问委员会任职。她上高三时，校董会已经将上课时间推迟了近一个小时，至上午 8 点 30 分。

- 在加利福尼亚州萨克拉门托，当地一所高中的学生于 2018 年成立了"晚上学"分会。当时刚好赶上加利福尼亚州推迟上课时间的法案在走立法程序，因为和州议会大厦离得不远，他们得以亲自游说教育议员及其团队，并分享自己的亲身经历。他们还参加了关于这项法案的几次关键听证会，在会上表达对法案的支持。

拍摄视频

有效利用青少年技术知识的方法是，用视频记录那些在学校"梦游"的青少年的生活。第六章已经介绍过，在 2007 年，当时正在马里兰州锡弗纳帕克高中读高二的塞奇·斯奈德（上文提到的帕拉斯·斯奈德的妹妹）为她所在的媒体研究课程拍摄了一部短片。第二年，她在马里兰州安妮阿伦德尔校董会任职时，和董事会的其他成员分享了这部影片。

另一个创意：在西雅图，几年来人们都在为推迟上课时间而努力，一群青少年制作了一部短片，他们把学生描绘成在学校大厅里游荡的僵尸。

青少年睡眠启示

✓ 做事讲战略，多和社区的其他人联系。

- ☑ 发掘利用资源，比如"晚上学"和"让我们睡觉吧！"组织，或者是你所在地区和学区的家长教师协会。

- ☑ 关键是提供背景知识、开发共享框架。

- ☑ 上课时间是公平问题。

- ☑ 听取当地专家和学生的意见，可以事半功倍。

第十四章　如何促使学校改变上课时间：该期待什么

你已同社区的其他人取得了联系，明白晚上学和睡眠的关系，也知道青少年在心理健康、学习成绩、运动表现、驾驶安全等诸多方面会获益良多。

简言之，你已经开始行动。接下来该怎么办？

如果你那里的学校上课太早，青少年得不到充足的睡眠，那么情况很简单：毕竟，美国儿科学会和很多其他组织都推荐了健康的上课时间，无数社区都已经按照建议作出了改变。

然而，问题在所难免，担忧也会存在。或许会有人表示反对，而且反对的声音还很大。

本章根据已作出改变的社区的经验，以及其中的共性问题，对你可能遇到的情况进行概述。

不可急于求成

对改变持怀疑态度——甚至是反对态度——是很自然的。

改变这种固有的心态需要时间。

另外要考虑的关键问题是：学校的日程安排会影响众多利益相关者，不仅是学生，还有家长、老师、护理人员等。

为了确定受影响的人，解决各种后勤问题，让足够多的人参与进来，我们须避免操之过急。

即便完成了这一步，也要记得提前通知学生家长和其他可能受影响的人，以便他们调整自己的计划。

2014年关于学校上课时间变化的研究，总结了"经验教训"，并特别指出"调整需要时间"。该研究由美国华盛顿国家儿童医疗中心代表费尔法克斯县公立学校开展，汇集了全国各学区的信息和最佳实践经验，十分珍贵。

请记住，就像其他社区的反对意见一样，你遇到的阻力是一定会有的！也都能解决。"晚上学"组织的菲利斯·佩恩指出，在很多案例中，这些反对意见"真的只是对问题的不同看法，并不是最重要的"。

确定利益相关者并为其排忧解难

佩恩说，无论在哪个社区，都有"许多相互关联的部分"。

受影响的也许有课前和课后的照料者，还有体育锻炼和其他课程，比如可能有共用场地的校外运动俱乐部或社区体育联盟。受影响的或许还有当地的其他行业，比如家庭教师和雇佣学生做兼职的雇主。

确认关键的利益相关群体后，你需要确定相关度最高的问题，从而准备作出回应。

尝试找出可能反对调整上课时间的群体——很多情况下，这些群体对后勤变动后果持谨慎态度。

即便如此，"不同学校所面对的挑战往往是相同的，"佩恩说，"我们鼓励借鉴经验，分享其他学区成功的例子，'好的，也许你觉得会这样，但真正的情况是……'。"

反驳反对意见

挑战心理惯性

调整学校上课时间最大的阻力，也许是人们的心态。他们觉得原本的安排就很好，不愿改变。

这时，就应当讲具体的故事，提供心理健康、学习成绩和本书中所有与青少年行为相关的数据。

比如，我们很容易认为，好学校的学生表现一定很好。在这种假设下，分享青少年心理健康数据可能更管用。如果你掌握了你们学校或社区的信息，影响力可能更强。

还有一种名为"忽略偏差"的相关现象。它的意思是，人们已经知道采取行动会有怎样的后果，但是对不采取行动造成的后果，认知却不清晰。2017年，"晚上学"组织的创始人泰拉·兹博瑞恩·斯奈德和另外两名联合作者，在一篇文章中写到了这一点。该文章讲了如何在努力改变上课时间的过程中应用行为学观点。在晚上学的问题上，"忽略偏差"意味着，反对者虽然担心课后体育活动会受到影响，但不一定能够理解睡眠剥夺对学生造成的持续影响。

兹博瑞恩·斯奈德解释道："我们倾向于忽视或低估正在发生的事情，我们看不到不采取行动带来的危害。"

要知道，打下理解的基础可能是个缓慢的过程。"社区里很多人可能对此一无所知，"她说，"如果你没有经历过，家里没有在上小学、初中或高中的孩子，你甚至都不会想到有这样的问题。我们得告诉人们睡眠有多么重要，并且让他们真正理解其重要性。"

除了不愿改变，人们常常提及的挑战还有很多，比如晚上学会如何影响体育运动，又会如何影响交通和家庭作息。

体育运动

睡眠会从很多方面使运动员受益，率先分享这些信息，可以让话题集中在改变带来的好处上。（关于获取信息和灵感，请参见第七章。）

除了改善运动表现，强调睡眠能够提高学习成绩，也很管用。请提醒家长，如第七章所说，睡眠量增加能提高成绩，帮助运动员保持入选比赛的资格。

佩恩指出，后勤问题也是人们时常提及的一点，比如和其他学校协调比赛时间，或解决场地照明问题。这时分享其他学校的解决办法，会格外有帮助。

她说："**重新安排体育运动远不像人们想象的那么难。**"通常情况下，很多教练都在其他地方有工作，下班才能来到学校，所以下午的训练并不需要延后。

佩恩说，有些训练确实需要往后推迟一些，可以通过共享运动场地或缩短训练时间来解决，共享场地可以提高场地的利用率。

注意，别把课后训练移到课前，否则上课时间推迟，学生也睡不好觉。

有的学区甚至决定，完全取消早晨上课前的体育训练。缅因州比迪福德学区改变高中上课时间时，就出台了这样的规定。比迪福德学区的负责人杰里米·雷（Jeremy Ray）告诉我："如果要做，就要做到最好。"

然而，即便没有这类政策，课前训练也会随着学校上课时间的推迟而推迟，学生运动员可以多睡一会儿。

交通相关问题

交通常被认为是改变上课时间的绊脚石。"后勤安排会遇到很多挑战，"佩恩承认道，"但是也有很多解决办法。"

校车

不是所有学区都提供校车服务，可但凡提供校车服务的学区，大多都采用分层体系，用同一批车辆在不同时间接送小学、初中和高中的学生。（更多信息请见第二章。）

在多数情况下，那些校车时间表已经用了很长时间，应该对它们进行重新评估。制定那些校车时间表的时候，人们还不了解青少年睡眠的时机，所以高中生总被排在最早的时段，而小学生（在生物钟的作用下，他们实际上早早就醒了）反而最晚出发。

特别是在多辆校车并行的较大学区，交通规划者可以使用建模软件来制定新的时间表。了解类似学区如何处理交通问题，也非常重要。（按照这些思路，"晚上学"组织在全国各地举办落地案例研讨会，使交通规划者和其他利益相关方相聚一堂。）

孩子上学的其他方式

有驾照的大学生多数会自己开车去学校，而很多孩子在高中时就要自己上下学。和朋友搭车、走路或者骑车都有可能——所有的方式在清早都更危险。

天还没亮时，司机更不容易看清行人和骑车的人。学生缺乏经验，开车本就危险，如果还昏昏欲睡，危险就又增加了一分。（关于疲劳驾驶，请见第八章。）

其他与家庭相关的问题

有孩子的家庭，作息安排往往要围绕学校的时间表制定。更复杂的是，这些时间表会随着孩子的升学而改变，小学、初中和高中的上下学时间都不同。在很多情况下，幼儿园上课时间比小学短。

家长们可能已经习惯了因为孩子升学而调整时间安排。尽管如此，我们也要认识到，推迟高中上课时间，意味着要作出更多时间上的调整，务必要提前通知孩子的家长。

学区也许会决定对调小学和高中的安排，小学早点上课，高中晚点上课。不像年纪小的孩子，青少年通常有能力自己收拾妥当出门上学，所以这对家长来说是件好事。

如果父母上班早，必要时青少年也可以在早上照顾弟弟妹妹。有的青少年放学后需要帮忙照顾弟弟妹妹，调整上课时间后，下午的时间减少，但他们可以用早上的时间来弥补。另一个选择是，由学校为小学生额外提供课后托管，毕竟课前托管需求可能有所减少。

然而，重点是学校作息和工作作息已然不同。传统工作日的下班时间和放学时间不一样，根本没有考虑过学校设置的假期、休息和暑假。而且很多家长在非传统的上班时间里也要工作。**家长要协调各种时间安排，已是不幸，而高中生因为上课时间早，缺觉更严重，这对家长而言没有任何好处。**

即便对调校车时间，小学先开课，也不意味着小学生应该天刚亮就上课。高中生7点上课太早，年纪小的孩子也不能这么早上课！（"晚上学"组织建议，小学上课时间不早于8点，初高中不早于8点半。）

常见误解

还有一些担忧，实践证明是多余的。我们在此进行简要概括，你可以利用以下信息解决相应的问题。

课后工作②

青少年放学晚，会不会影响他们的课后兼职？

很多社区的人都有这样的担忧，但实际上多数情况下都不会有影响。2019年的一项研究中，两名美国劳工统计局的经济学家分析了有代表性的学生样本。这些学生来自美国各地的公立高中，有的上课时间早，有的上课时间晚。他们发现，上课时间晚的学生，参与课后兼职的可能性，与上课时间早的学生不相上下（工作时长也差不多）。

因为在大多数情况下，为了满足放学后和下班后的预期需求，企业在下午和晚上才雇佣青少年。例如，餐厅可能会在晚餐高峰时段增加人手，而放学时间对此没有影响。

还有一点要考虑进来：许多学生晚上工作，可能深夜才回家。推迟上学时间可以让他们早上多睡一会儿。

为现实世界做好准备

筋疲力尽却仍然要保持状态，青少年难道不应该习惯这样的事情吗？这难道不是为"现实世界"做好准备吗？

不，不是。

当学生又不是参加马拉松训练。**睡眠少也不能增强忍耐力**。孩子们可能会习惯疲惫的感觉，但是这种经历并不能给予他们任何帮助。

---

② 译者注：美国对打工年龄无具体规定，青少年工作内容及时长等要求可参考相关法律法规。中国法定用工年龄为16周岁。具体要求可参照相关法律法规。

恰恰相反，正如我们所见，睡眠不足会影响孩子的学习成绩、心理健康、运动表现、驾驶能力等。疲惫不堪的青少年顶多能维持好状态，但他们不掉链子并不是因为疲惫不堪。

而在现实世界中，不同的工作和职业，工作时间差异很大。

青少年就不能早些睡觉吗？

青少年提前就寝，不代表他们就能早睡着（想必你读到这里，也已经了解这一点）！

因此，向社区的人普及关于青少年睡眠的基本知识至关重要（前一章提到的"分享框架"）。不是所有人都知道，孩子到青春期时，体内的生物钟会滞后。

正如第一章所说，青少年前半段睡眠因生物钟变化而缩短，后半段睡眠则因学校定的上课时间而缩短。让青少年晚上9点30分上床，他们可能只是躺在床上望着天花板。

我们怎么知道学生不会熬夜？

大量数据表明，学校推迟上课时间后，学生不仅相应地调整了就寝时间，而且真的获得了更多睡眠！

目前，在所有推迟上课时间的美国城市中，西雅图是最大的城市。西雅图的高中生平均每晚多睡34分钟。华盛顿大学生物学教授奥拉西奥·德拉·伊格雷西亚说："从睡眠医学角度来讲，这是巨大的增长。"他参与了一项分析西雅图的青少年睡眠情况变化的研究。

另一项在弗吉尼亚州费尔法克斯县开展的研究得到了相似

的结果：高中上课时间从7点15分调整到8点10分后，学生报告的睡眠量增长了30分钟。

这些额外的睡眠并不是一时的。2020年，《美国医学会杂志·儿科学》发表明尼阿波利斯地区的研究结果，对比分析不同学校高中生的睡眠，其中有的学校推迟了上课时间，有的则未推迟。即便是在两年后，上课晚的学生也比上课早的学生平均多睡约40分钟。和其他学校的学生相比，他们不仅没有推迟就寝时间，而且周末也比较少睡懒觉（研究人员用这种方式衡量学生在上学期间缺失的睡眠量）。

> **青少年睡眠与电子产品使用情况**
>
> 很多人担心，青少年因为在深夜使用智能手机而睡不好，却不担心他们上学时间太早。
>
> 然而，在智能手机出现之前，青少年睡眠不足的问题就已经存在了。2007年苹果手机上市，在那之前很久，包括伊代纳和明尼阿波利斯在内的一些学区就证明了，推迟上课时间能够帮助学生增加睡眠。
>
> 2015年，弗吉尼亚州费尔法克斯县推迟上课时间后，朱迪思·欧文斯对其产生的影响开展了广泛研究。2014年，该县公立学校委托美国华盛顿国家儿童医疗中心进行的研究就是由欧文斯牵头的。
>
> 在2017年发表的一项研究中，欧文斯和联合作者将目光转向睡前在床上使用智能手机等电子产品的问题上。他们

发现，推迟上课时间对学生使用电子产品没有重大影响：学生睡前还是会使用"释放光线的电子产品"（比如，电视、电脑和智能手机），和上课时间调整前一样。

放眼全球，不论是上课时间早或晚，就寝前不用电子产品的孩子总睡眠量会多于同龄人。

然而，推迟上课时间后，不论用不用电子产品，孩子在上学期间，晚上的睡眠都会增加约20分钟。

重点在于：即使在睡觉前使用电子产品，青少年仍然能够通过推迟上学时间有效增加睡眠。也就是说，电子产品的使用情况是各种因素中值得考虑的重要一环。（更多信息请参见第十二章。）

坚持不懈

如本章开篇所讲，改变需要时间。即便在最好的情况下——你所在的学区或其他范围的人已经认识到了晚上课的好处，并准备好作出调整，改变也需要时间。但你也许会发现人们对这个话题并不感兴趣，或者认为这根本行不通。千万别放弃！

如果没有得到回应，就持续跟进。如果没有得到积极的回应，也要坚持。组建团队，邀请本地健康专家加入（更多启发，请参阅上一章），参加会议或成立小组来提高人们的意识——不管是什么，只要对你有意义就行。与"晚上学"等组织取得联系，寻求帮助。继续传播信息：如果一种方案没用，那就试试另一种，比如分享最新研究信息，或者在后续邮件说明中转发媒体报道的案例。出现新可能时，要敏锐把握。

> **回到对话的重点**
>
> 　　本章强调了最常被提及的几点令人担忧的问题。**虽然解决这些问题并作出回应非常重要，但是重点不应该是变化带来的后勤问题，首先要探讨的是作出改变意义何在。**前一章已经指出，建立共享框架是基础。不是每个人都了解青少年睡眠的基本知识和晚上学给青少年带来的益处——睡眠对心理健康、学习成绩、行为习惯等方面产生的影响，本书前几章都有讨论。

推迟上课时间是公共卫生问题

　　我们要分享，并尽可能多地重复和强调的重要信息是**推迟上课时间是公共卫生问题**。因此，美国儿科学会在2014年发布政策声明，呼吁将上课时间设定在8点30分或更晚，其他大型医疗和公共卫生组织也对此表示赞同。

　　正如兰德公司高级行为科学家温迪·特罗克塞尔所说："人们认为，上学时间是直接导致问题的唯一政策原因。"

　　我们在前几章中已经看到，学生和他们的家人可以采取很多方法来抵消睡眠剥夺的影响。但如果上课时间太早，他们能做的也仅此而已。

　　"单凭个人层面的方案，我们无法解决社会层面的问题，"

特罗克塞尔对我说，"我们需要更大规模的、政策层面的干预。"

获取更多信息

这里只是一个初步的概述，关于美国全国的各个学区如何应对类似的问题，有大量可用信息。例如，2014年华盛顿国家儿童医学中心代表弗吉尼亚州费尔法克斯县开展的研究，还有2019年宾夕法尼亚州咨询委员会发布的关于中学推迟上课时间的报告。这些报告和个案研究，在"晚上学"网站上都能找到。该网站中还有"迷思与误解"板块，为应对人们担心的问题，提供了更多细节。

青少年睡眠启示

✅ 改变需要时间！别着急。

✅ 确定人们担忧的具体问题，并找到应对措施。

✅ 人们最容易提出的问题是运动、交通和家庭时间安排。

✅ 本章中谈到了关于青少年睡眠和推迟上课时间的常见误解。

✅ 青少年睡眠剥夺是公共卫生问题。

第十五章 加利福尼亚州推迟上课时间：内部观点

立法审议的最后一环，往往是一场充满终极谈判与戏剧性事件的马拉松式会议。但即便如此，2019年9月13日还是显得格外奇特。

加利福尼亚州议会休会前需要投票的法案数以百计，关于学校上课时间的法案只是其中之一。议会投票进展缓慢，我们的志愿者们来回发着信息，焦急地等待着我们的法案接受投票。我们以前也走到过这一步，法案通过了重重关隘，却在最后一步受阻，没能到达州长的办公桌。

突然，大会中断。网络上很快公布了事情的起因：在加利福尼亚州参议院的议会厅里，议员们正在处理同样冗长的法案清单。一名抗议者把一小杯看起来像血的东西从二楼走廊扔到参议员的身上，并喊道："为了死去的婴儿！"

那名抗议者很快被逮捕，身份也迅速得到确认。日前，几名反疫苗抗议者，在国会大厦高声反对两项提高儿童疫苗豁免要求的法案，这个人就是其中之一。

两院被迅速清空：参议院被清空是因为这里是犯罪现场，要接受调查，而议会则用来做预防措施。休息期间，受影响的议员离开去冲澡。最终，两院都重新召开了会议，而这个本就漫长的夜晚变得更加难挨。

★ ★ ★

这次事件不仅给那一年的立法活动画下了奇怪的句号，也是我三年前（2016年9月，我为《洛杉矶时报》撰写专栏文章）开启的那段看似不可能的旅程的终点。我在那篇文章中写道，因为儿子高中上课早，我一直很沮丧。那篇文章成为了328号州法案的催化剂，现在它要改变的不只是我们本地高中的上课时间，而是全州所有学校的上课时间。

2015年秋天，这个话题首次进入我的视野，那时我儿子刚上高中。我们本地所有高中的上课时间都是早晨7点30分。但是为什么呢？其他地方的惯例也是如此吗？作为孩子的家长和一名记者，我开始搜集信息。儿子高一结束前，我围绕学校早上课的缘由和对学生的不良影响进行写作。我还联系了我们学区的负责人，但是没有得到任何回应。

2016年秋天，我为《洛杉矶时报》再次就此写作。虽然这篇专栏文章使更多本地人看到了这一问题——到那时为止，我和其他也想推迟上课时间的家长组成了一个小组——但却没有任何直接的改变。我在研究过程中和"晚上学"组织取得联系，最近又在我们当地发起了该组织的分会，聚焦地区问题，把重心转移到力所能及的事情上。

2017年1月，我发现我的专栏文章激起了更大的水花。州参议员安东尼·波坦蒂诺读到了我的文章，他在洛杉矶的选区包括帕萨迪纳及周边地区。碰巧的是，他女儿所在的高中正在评估是否要将上课时间从7点45分推迟至8点30分，所以他非常清楚晚上课的问题，以及为什么要推迟上课时间。深入研究这一问题后，他决定就此事提交一份州法案。他的办公室联系到"晚上学"组织，该组织同意资助这项法案，并把州内分会领袖团结起来。

该法案于2017年2月提出，将加利福尼亚州初高中最早的上课时间定为8点30分。自此，一切开始高速运转。其他州也有类似的立法提案，但像这个规模的从未成功过。这就是加利福尼亚州：它是美国人口最多的州，也是其他各州的风向标。

各主要集团的支持和反对意见迅速涌现。力量无比强大的加利福尼亚州教师协会和加利福尼亚州学校董事会协会谴责该法案侵犯地方控制权。同时，加利福尼亚州家长教师协会宣布支持该法案，重点关注其对儿童福祉的促进作用。家长教师协会对法案的内容确定作出了关键性的贡献，比如建议通过三年窗口期做足准备，并声明继续提供"零时段"（自选课前班）服务。

我们几个来自加利福尼亚州的人，从"晚上学"组织获得了争取立法的经验和指导后，组建了一个线上团队。我们生活在加利福尼亚州各地：玛丽亚·鲍恩（第十三章提到过）和贝丝·麦克尼尔（Beth McNeill）在圣迭戈，我在洛杉矶地区，伊蕾娜·凯勒（Irena Keller）（她创立了加利福尼亚州"晚上学"分会）在旧金山湾，乔伊·维克（Joy Wake）、休·居林（Sue Gylling）和安妮·德尔科雷（Anne Del Core）在萨克拉门托。另一个关键人物是斯坦福大学睡眠研究中心专家拉斐尔·佩拉约（本书的前言作者）。

那年，几场关键委员会听证会在萨克拉门托举办，我们出席作证。我实际上成了公关经理，准备介绍材料，联系加利福尼亚州各地的教育记者。维克负责萨克拉门托的立法推广工作，鲍恩和麦克尼尔主要在圣迭戈活动，委员会的几位关键议员都住在圣迭戈。我们联系到的支持者越来越多，自始至终，我们都与他们保持定期联系，敦促他们在各种关键时刻给议员们发送电子邮件。我们经常向全国各地的睡眠研究人员和其他专家发出呼吁，因为他们的支持非常重要。

我们第一年的策略

- **"大书"**：这是厚厚一本装订好的研究汇编，内容涉及青少年睡眠和上学时间。这本书是在328号州法案首次提出时编纂的，大部分资料来源于"晚上学"组织，由波坦蒂诺办公室分发给其他议员。在过去的三年时间里，这本书由萨克拉门托团队定期更新。

- **2017年4月，学校上课时间大会由"晚上学"组织举办**：328号州法案提出两个月后，在一个偶然的时间点上，召开了关于这个话题的第一次全国会议。这次会议的特邀发言人是波坦蒂诺，不仅如此，大会还是联系众多关键研究人员的机会，这些人未来将继续为该法案提供支持。

- **宣传推广**：在接触媒体、议员和一般群众等各种受众时，情况说明、媒体材料、行动警报和问答环节都必不可少。

- **支持信件**：我们的主要信息是，上课时间过早是公共卫生问题。所以，我们会定期同诸多医疗专家保持联络，并邀请他们在关键听证会前向委员会成员去信表示支持。

- **定期与支持者沟通**：我们有自己的电子邮件列表，也有签署晚上学请愿书的人员名单，我们会定期向这些人发送邮件提供最新消息，并鼓励支持者在关键听证会前向委员会成员发邮件。

- **面对面游说**：在圣迭戈，鲍恩和麦克尼尔在委员会听证会之前，与主要议员办公室代表进行面对面交流。在萨克拉门托，维克和他的同事们举行了类似的会议，亲手向议员办公室递交最新材料，并安排整个团队参与游说日活动。

- **利用新研究**：2017年8月，兰德公司发布了一份重要报告，详细介绍推迟上学时间带来的经济效益。该报告得到了广泛报道。维克、居林和德尔科雷将这份报告和媒体报道的重点内容，递交给了议会的每一位成员。

- **反驳错误的想法**：在整个过程中，人们提出了很多问题，比如对交通的影响。我们反复处理这些问题，深入分析其他地方处理这些问题的方法。

这项法案在当年面临的最后一道障碍（参议院通过后，又要经过议会各委员会的评议）是加利福尼亚州议会的全体投票。法案要想通过，就必须获得多数票，即41票。投票之前，我们就知道票数会很接近。作为一个政治小白，我也学到了很多最后关头的手段（就像波坦蒂诺今年早些时候跟我开玩笑说的"政治中的政治"）。

结果，2017年9月的投票数却并不接近：只有26名议员投了赞同票，30名议员投了否定票，而另外23位议会成员则投了弃权票（这意味着他们不需要公开表态）。

然而，波坦蒂诺还有另一个选择：他将328号州法案重新起草为一份两年期的法案，多了一年的时间来争取支持。另一项进展是，波坦蒂诺于2018年7月出任参议院拨款委员会主席，政治影响力提升。

加利福尼亚州教师协会再次大力游说，反对328号州法案，但是这一次，在2018年8月底，该法案刚好获得了通过所需的41票。

只要州长杰里·布朗（Jerry Brown）签字确认，该法案就能成为法律。然而，他否决了这一提案，并表示决定应该由当地作出。

他的否决立即遭到《圣选戈联合论坛报》的严厉抨击，该报的一篇社论写道："你可以通过社会对儿童健康的重视程度来评判这个社会。对于杰里·布朗和加利福尼亚州的许多教育机构来说,最重要的是方便成年人,而不是做最有利于孩子健康的事情。希望下一任州长不要这么冷酷无情、反科学。"

新年新法案

2019年,随着布朗下台,人们迎来了新州长和另一个机会。2019年2月15日——距离首次提出328号州法案近两年——波坦蒂诺再次提出此事,他特意选择了这一时间点,以便该法案还能成为第328号(考虑到328号州法案已经众所周知)。有两处修正很关键:一是该州的农村地区不受法案限制,二是将初中的上课时间改为"早上8点或更晚",而不是高中的"早上8点半或更晚"。法案变得更为灵活,同时仍确保青少年能够从中受益(很多初中生未到青春期,而所有高中生都已进入青春期)。

这次,我们邀请加利福尼亚州家长教师协会作为法案的共同发起方签字。卡罗尔·科西瓦尔是该组织的立法倡导者,她很早就对328号州法案的益处深信不疑,并和维克一起努力争取官方的支持。科西瓦尔后来解释说:"我们经过仔细的研究,问出了最重要的问题:'什么对我们的孩子最好?'"家长教师协会决定成为法案的共同发起方后,曝光度和资源都增加了,这两者很关键。波坦蒂诺说:"他们不会轻易放弃自己的主张。"

　　另一项重要支持是一封联名信，这封信中有超过125名全国各地的著名医疗和公共卫生专家的签名。"晚上学"组织的泰拉·兹博瑞恩·斯奈德与维克合作时，动用了她多年来建立的人脉，其中包括许多睡眠医学领域的开拓者。328号州法案第二次在参议院和议会经历了整个流程。到达加文·纽森州长（Gavin Newsom）办公桌前的最后一站是加利福尼亚州议会投票——2017年，该法案止步于此，到2018年（以微弱优势）渡过了这道难关。

　　这封专家联名信由我们亲手递交给每一位议会成员（事实上，在投票当日，我们多次看到人们将这封信作为简报材料带入会场）。

　　随后，我们迎来了议程的最后一天——2019年9月13日。因为一个小插曲使投票延后，所以328号州法案的投票直到午夜才开始（但在投票清单上还有比它更靠后的法案）。和2018年一样，法案获得通过！这次获得的支持票数甚至比第一次通过时还多了几张。

　　还有艰难的最后一步。州长加文·纽森有30天的考虑时间，可以将该法案签署成为法律，或者像前任州长一样做出否决。人们熟知的纽森，并不是会公开支持地方控制权的人。我们还知道他有四个正在上学的孩子，希望他能更理解孩子推迟上学时间的需求。

　　纽森办公室收到了最后一波来信轰炸，包括加利福尼亚州警察局长协会（考虑到公共安全的影响）和美国国家睡眠基金会在内的各个组织都寄出了信件。美国众议员佐伊·洛夫格伦等支持者，开启了最后一轮呼吁。我们知道反对该法案的类似活动正在进行中，加利福尼亚州教师协会等反对团体向纽森发出最后的请求，敦促他否决该法案。

之后便是看似没有尽头的等待。

最终，大约在最后一天的晚上8点30分，纽森签署了法案。（与布朗不同，他没有附上书面逻辑依据，所以我们无从得知他的思考过程。）

最终措施：持之以恒、建立同盟、沟通交流、抓准时机、灵活应变

加利福尼亚州的立法过程中，这五件事是成功的关键（也是对我个人经历的概括），体现在以下几个方面：

- 波坦蒂诺擅长把握政治进程，比如徐徐推进谈判，还有州长换届等意外发展。

- 专家和名人盟友的知名度与支持。加利福尼亚州家长教师协会决定共同发起该法案；超过125名医疗和公共卫生专家签署联名信；相关专家持续表示支持（包括信函和电话），比如美国儿科学会声明的作者朱迪思·欧文斯和斯坦福大学的佩拉约，在每次允许作证的听证会上都会作证。美国众议员洛夫格伦自1998年（她首次提出"Z到A"法案）以来，一直支持推迟上课时间，并在关

键时刻致电立法者。

- 广泛交流，保持信息的一致性，反复重申**这是一个公共卫生问题**。在整个过程中，形成鲜明对比的是，反对该法案的群体认为，上课时间应该由地方自行决定，因为这样一来，主要联合会能够保留在地方谈判的筹码。（正如波坦蒂诺所说："他们谈论的不是科学或者青少年受到的影响，而是成年人受到的影响。"）

- 排忧解难。如本章前文所述，后勤问题的确会出现，但也可以成功解决。对问题作出回应才是关键，比如从各方面修正法案，开展一对一沟通。

最后，我们能在加利福尼亚州取得成功，是因为我们做了大量的研究，付出了许多努力，也因为全国各地的研究人员积极支持。希望其他地方的人也能够继续努力。

饼状图/时间轮

这个由"挑战成功"组织开发的时间轮，能够帮助青少年了解自己每天在每项活动上花费的时间。

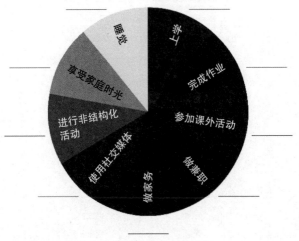

挑战成功

估算一下你每天在以下各项活动中花费的时间。在空白处填上对应的小时数或分钟数。想想你是如何分配时间的，是否有足够的睡眠和空闲时间。研究表明，青少年健康成长，需要每晚8~10小时的睡眠量，同时需要玩耍和休息的时间，以及与家人相处的时间。

睡觉
上学
完成作业
享受家庭时光
进行非结构化活动
参加课外活动
使用社交媒体
做家务
做兼职

© 2021 挑战成功

时间管理表

这份由"挑战成功"组织开发的表格，使青少年能在每个类别（如课外活动和家庭作业）中更详细地划分时间。注意，每晚9小时的睡眠已经包括在内！

挑战成功

概述

时间管理表能够帮助学生思考如何分配每学期的时间。学生应从以下四个方面估算一周七天花费的时间：

学校

学生清楚各科作业应该用多久写完，时间管理表才能达到最好的效果。如果这些信息还没有提供给学生，我们建议请任课老师帮忙填写题为"预计最大作业量"的表格（见本文件第3页）。老师可以在上面列出所有的课程，以及学生每晚的最大作业量。

课外活动

学生可以在这部分记录校外结构化活动，如体育、戏剧、辩论、兼职、社区服务、教会学校、课外辅导等。学生不需要把每一行都填满。

非结构化活动

这部分可以用于记录日常活动，如吃饭、洗漱、做家务和参与课外活动，这些活动分为以下三类：

游戏时间——学生自由活动的时间，比如投篮、弹钢琴、和朋友出去玩和读一本书。课外活动安排的训练与课程不包括在内。

休息时间——放松、反思和"放空"的时间。

亲子时间——全家人一起吃饭、玩游戏、徒步旅行、看电影和参加公益活动的时间。

请记住，研究表明，孩子的健康发展需要玩耍和休息的时间，也需要和家人共度的时光。看看青少年是否有这些时间，掌握在一周中增加这些时间的技巧。

睡眠

专家称，为了过上健康、平衡的生活，高中生每晚需要 8 ~ 10 小时的睡眠，初中生需要 9 ~ 11 小时的睡眠。我们预先在这个工作表列出了每晚 9 小时的时间。如果大部分情况下，学生夜间睡眠无法达到建议时长，就应该考虑调整每天或每周的任务，优先安排睡眠。

© 2019 挑战成功。改编自米拉蒙特高中的时间管理表。

时间管理表

以一周七天为单位，估计你花在这些活动上的时间：

学校　　　　　　　　　　　　　　　　每周时长：_____

课堂时间（例如，5天 × 7小时＝35小时）	
作业：科目1	
作业：科目2	
作业：科目3	
作业：科目4	
作业：科目5	
作业：科目6	
作业：科目7	

课外活动　　　　　　　　　　　　　　每周时长：_____

兼职工作	
社区服务	
体育运动	
视觉与表演艺术	
非学校安排的作业（例如：SAT预科）	

非结构化活动　　　　　　　　　　　　每周时长：_____

游戏、休息及亲子时间	
生活必须时间（例如：洗漱、吃饭、交通出行）	
做家务	

睡眠　　　　　　　　　　　　　　　　每周时长：_____

周一至周五睡眠（美国儿科学会建议每晚 8 ~ 10 小时）	
周末睡眠	

☐ **+** ☐ **+** ☐ **+** ☐ **=** ☐

学校时间　　课外活动　　非结构化活　　睡眠时间　　一周时间
总和　　　　时间总和　　动时间总和　　总和　　　　总和

© 2019 挑战成功。改编自米拉蒙特高中的时间管理表。

当前的状况

早在2011年，玛丽·卡斯卡登博士就将青少年的大量睡眠压力称为"完美风暴"。

由于体内激素的变化，青少年直到深夜才做好睡觉的准备。他们比以前有更多理由熬夜，无论是完成家庭作业，使用社交媒体，还是单纯因为父母不再参与他们的睡眠仪式。而且由于上课早，他们通常要比以前起得早。

她指出，青少年的睡眠被双向挤占时，最终会导致睡眠不足。

"完美风暴"这个比喻也适用于青春期本身。正如我们所看到的，青少年情绪波动大，爱寻求新的体验。随着学习等任务不断加重，青少年的压力也越来越大。而青少年要在睡眠极度缺乏的状态下应对所有事情。

看起来，青少年只有少睡觉才能完成其他事情。但是实际上，睡眠不足不但对他们没有任何帮助，还使他们的处境雪上加霜。

我们深知其中的利害关系，也知道哪些具体行动能够扭转局面。

首先，要重视睡眠。我们可以改变家庭内部及青少年的作息时间来鼓励睡眠。从改进晚间安排，到重新评估整体任务和电子产品的使用情况，有很多种方法可供选择。

此外，要调整上课时间，这样学生就不用那么早到校。现在我们知道，保持清醒和警觉，不仅学得快，记得也快；在学术和其他方面还会带来诸多益处。即使是成绩优异的学生，也能从良好的休息中受益，改善心理健康情况。

放眼来看，我们还要应对青少年面临的高压环境，采取措施，以减少他们的压力。为了努力满足所有的期望，青少年睡得少了，但是这样做是在损害他们的健康。正如神经学家克里斯·温特与我交谈时指出的："有能力做到，不意味着就应该这样做。"

我们已经看到了一些变化：美国公平公开考试中心的数据显示，在2022年秋季招生中，不要求学生参加美国高考（SAT）或美国大学入学考试（ACT）的学院和大学的数量创下新高（截至本书写作时约有1800所）。2021年底，加利福尼亚州大学系统宣布，将标准化考试成绩永久排除在录取要求之外。

同时，新冠疫情期间高中采取远程教学，这引发了一系列的变化，其中就包括推迟上课时间。即便恢复线下授课，许多学校仍然保留了新的上课时间。

"我们在全国各学区都看到了这种情况"，"晚上学"组织的泰拉·兹博瑞恩·斯奈德指出，"对于很多已经在考虑推迟上课时间的学校而言，新冠疫情成为了一种催化剂。"

更重要的是，加利福尼亚州的新法律于2022年7月1日生效，这意味着在全国人口最多的州，绝大多数公立初高中的学生（约300万孩子）拥有了有利于健康的上课时间。

看到迄今为止的所有变化，我感到深受鼓舞，希望你们也一样。愿这些只是序曲，更多的变化正在路上。

青少年得到充分休息后，结果总会变得更好。

致
谢

一本书的问世不是件容易的事情。如果没有以下各位的支持，这本书也无法完成。（本书付印后肯定也会得到许多人的帮助，我会一一记住，但在此无法表示感谢，并非有意为之，请见谅。）

首先，我要感谢"解困新闻学网络"组织的导师迈克尔·戴维斯（Michael Davis）。听说我参与了加利福尼亚州立法活动，又会写作，还对这个话题有很大的热情，他说："你应该就这个话题写一本书！"在我对自己建立信心之前，迈克尔就十分信任我，也相信我有能力写这本书。从那以后，他一直是我的顾问和重要的精神支柱。我也要感谢"解困新闻学网络"组织的创始人大卫·博恩斯坦（David Bornstein）、蒂娜·罗森伯格（Tina Rosenberg）、考特尼·马丁（Courtney Martin），以及无数该组织的成员，包括艾伦·阿瑟（Allen Arthur）、萨拉·卡塔尼亚（Sara Catania）、朱尔·霍茨（Jules Hotz）、莫里斯·约翰逊（Maurisse Johnson）和琳达·肖（Linda Shaw），感谢你们一直以来的鼓励。

我的经纪人若埃勒·德尔布尔戈（Joëlle Delbourgo）在疫

情初期签下我，并坚定不移地引导我走完整个出版过程。我永远感激心地善良、经验丰富、富有洞察力的她。

感谢芒果出版社的整个团队，包括给了我很多帮助的编辑亚迪拉·佩拉尔塔（Yaddyra Peralta）。我衷心感谢吉娜·埃尔哈吉（Geena El-Haj）、MJ. 费弗（MJ Fievre）、肖恩·霍尔特（Shawn Hoult）、密涅瓦·珍（Minerve Jean）、布兰达·奈特（Brenda Knight）、杰曼·刘（Jermaine Lau）、摩尔加恩·莱昂尼（Morgane Leoni）、克里斯蒂娜·麦考尔（Christina McCall）、克里斯·麦肯尼（Chris McKenney）、罗宾·米勒（Robin Miller）、汉娜·约斯塔德·保尔森（Hannah Jorstad Paulsen）和南安米·皮埃尔（Nehemie Pierre）。

我非常感谢整个睡眠研究界的研究人员，感谢你们在青少年睡眠、上学时间和其他相关领域的开创性研究和见解。没有你们，这一切都不会存在。你们过硬的专业知识和慷慨分享知识的精神，是这本书的核心内容。

再次感谢我采访过的和被我引用过文章、著作的众多专家！

我还要感谢推迟上学计划中所有人的不懈努力和持续奉献，包括泰拉·兹博瑞恩·斯奈德和菲利斯·佩恩，她们都是我写这本书的关键信息来源，还有玛丽贝尔·易卜拉欣、梅丽莎·斯坦顿（Melissa Stanton）、史黛西·西梅拉（Stacy Simera）、黛比·摩尔（Debbie Moore）、埃莉诺·博伊克（Elinore Boeke）、安德拉·布罗德沃特（Andra Broadwater）、卡莉·奥克斯（Kari Oakes）和帕拉斯·齐波林（Pallas Ziporyn）。

我特别感谢州参议员安东尼·波坦蒂诺，他读了我在《洛杉矶时报》上发表的专栏文章，决定提出关于健康上课时间的法案，并在为期两年半的立法过程中，熟练地作出指导。对加利福尼亚州的年轻人而言，他一直都是了不起的倡导者。

加利福尼亚州家长教师协会前立法倡导者卡罗尔·科西瓦尔很早就开始支持这项法案，多亏她的帮助，这项法案才会由加利福尼亚州家长教师协会共同发起。她在整个过程中的倡导和随后提供的帮助都极为宝贵。

非常感谢加利福尼亚州的志愿者小队，特别是乔伊·维克和拉斐尔·佩拉约，还有玛丽亚·鲍恩、安妮·德尔科雷、休·居林、伊蕾娜·凯勒和贝丝·麦克尼尔。我们完成了一件了不起的事情。我很幸运能认识你们所有人，也很享受我们在一起工作的很多很多时间！

我会永远感激共事过的许多编辑人员，包括《石板》杂志的苏珊·马修斯（Susan Matthews），她发表了我第一篇关于青少年睡眠的文章，还有朱丽叶·拉皮多斯（Juliet Lapidos），她曾是《洛杉矶时报》的专栏编辑。

在我的出版合同即将敲定之际，我误打误撞地遇到一个给了我很多帮助的写作小组，实属幸运。我与拉尼尔·艾瑟姆（Lanier Isom）、埃伦·皮利吉安（Ellen Piligian）、劳拉·韦斯特利（Laura Westley）和克莱尔·惠特科姆（Claire Whitcomb）通过视频会议软件联系，他们是我的啦啦队队长和读者，提供了宝贵的意见，在多次大起大落中给予我支持与鼓励。有你们这些朋友，我很荣幸。

还有许多其他的作者、编辑和朋友，无论是在现实生活中还是在网上，他们都乐于提供建议、给我鼓励，帮我联系专业人员。你们的慷慨和智慧对我来说无比重要。感谢玛格丽特·艾伦（Margaret Allen）、克里斯·比奇（Chris Beach）、米歇尔·波巴（Michele Borba）、凯特琳·布罗德尼克（Caitlin Brodnick）、盖尔·康沃尔（Gail Cornwall）、妮可·艾瑞迪克斯（Nicole Eredics）、艾莉森·辛格·吉（Alison Singh Gee）、以斯帖·古丽（Esther Gulli）、德沃拉·海特纳（Devorah Heitner）、阿曼达·路易斯（Amanda Lewis）、凯瑟琳·雷诺兹·路易斯（Katherine Reynolds Lewis）、马特·路易斯（Matt Lewis）、阿什利·梅利曼（Ashley Merryman）、梅琳达·温纳·莫耶（Melinda Wenner Moyer）、阿什利·雷纳尔德（Ashleigh Renard）、洛里·乌波扎克（Lori Uber-Zak）、特雷西·怀斯（Tracy Wise）和艾莉森·威廉姆斯（Allison Williams）。我也非常感谢才华横溢、为人慷慨的劳蕾尔·李（Laurel Leigh）。

也感谢 the Millsians，包括芭芭拉·琼·泰格·拜斯（Barbara Joan Tiger Bass）、凯伦·芬利（Karen Finlay）、米斯蒂·赫克特（Misty Hecht）、希安·琼斯（Sian Jones）、希瑟·卡明斯（Heather Kamins）、李·卡普兰（Lee Kaplan）、雷切尔·莱布洛克（Rachel Leibrock）、杰米·林宇（Jaime Lin-Yu，音译）、马哈茂德·拉赫曼（Mahmud Rahman）、埃塞尔·罗汉（Ethel Rohan）、梅尔·希拉里奥·萨丁（Mel Hilario Sattin）、詹妮弗·索洛维（Jennifer Soloway）、莎拉·史蒂文森（Sarah Stevenson）、塔拉·韦弗（Tara Weaver）和萨拉·撒迦利亚（Sarah Zacharias）。

各位亲朋好友（你们知道都有谁），感谢你们的爱和鼓励。特别感谢我聪明机敏的妹妹詹妮弗·牛顿（Jennifer Newton），你给了我很大的启发。

最重要的是，感谢我的丈夫乔什，还有我的两个孩子乔伊和夏洛特。乔什，谢谢你一直以来对我的信任，你是我真正的好搭档。我全心全意地爱你。斯蒂芬·安布罗斯（Stephen Ambrose）的名言确实不假：每个作家都应该有足够的运气嫁给英语专业的人。乔伊和夏洛特，如果没有你们，一切都不重要。成为你们的母亲是我人生中最大的乐趣。

反侵权盗版声明

电子工业出版社依法对本作品享有专有出版权。任何未经权利人书面许可，复制、销售或通过信息网络传播本作品的行为，歪曲、篡改、剽窃本作品的行为，均违反《中华人民共和国著作权法》，其行为人应承担相应的民事责任和行政责任，构成犯罪的，将被依法追究刑事责任。

为了维护市场秩序，保护权利人的合法权益，我社将依法查处和打击侵权盗版的单位和个人。欢迎社会各界人士积极举报侵权盗版行为，本社将奖励举报有功人员，并保证举报人的信息不被泄露。

举报电话：（010）88254396；（010）88258888

传　　真：（010）88254397

E-mail：　dbqq@phei.com.cn

通信地址：北京市海淀区万寿路173信箱

　　　　　电子工业出版社总编办公室

邮　　编：100036